［加］玛丽乔斯·里瓦德

［加］丹尼斯·金格拉斯　　著

奚小冰　黄纲　高翔　　主译

La douleur: de la souffrance au mieux-être

走出疼痛

世界图书出版公司

上海·西安·北京·广州

图书在版编目（CIP）数据

走出疼痛 / (加) 里瓦德, (加) 金格拉斯著；奚小冰, 黄纲, 高翔译. –– 上海：上海世界图书出版公司, 2014.5

ISBN 978-7-5100-7647-3

Ⅰ.①走… Ⅱ.①里… ②金… ③奚… ④黄… ⑤高… Ⅲ.①疼痛 – 诊疗 Ⅳ.①R441.1

中国版本图书馆CIP数据核字（2014）第044816号

走出疼痛

［加］玛丽乔斯·里瓦德 ［加］丹尼斯·金格拉斯 著

奚小冰 黄纲 高翔 主译

上海世界图书出版公司出版发行

上海市广中路88号

邮政编码 200083

杭州恒力通印务有限公司印刷

如发现印刷质量问题，请与印刷厂联系

质检科电话：0571-88914359

各地新华书店经销

开本：787×960 1/16 印张：12 字数：160 000

2014年5月第1版 2014年5月第1次印刷

印数：1–3700

ISBN 978-7-5100-7647-3/R·314

图字：09–2013–617号

定价：58.00元

http://www.wpcsh.com.cn

http://www.wpcsh.com

译者名单

主　　译　奚小冰　蒉　纲　高　翔
副 主 译　林忠华　裴旭海
译　　者　（按姓氏笔画排序）

万世元	马峥嵘	王文昊	王永灵	王剑飚
王蓓芸	朱　音	刘　芳	孙怡婕	李　琰
李　瑾	李晨光	吴秀菊	邹　妮	汪海娅
沈　艺	沈　琳	张　栩	张　雯	林忠华
郁　琼	罗　蔓	金维捷	周士萍	祝　炜
莫文权	奚小冰	高　翔	唐德志	陶　婷
黄　敏	曹　玮	戚清权	崔学军	梁倩倩
韩　力	蒉　纲	董翠珍	程　云	程倩秋
谢吟灵	谢贤斐	裴旭海	廖明娟	潘露茜
薛　彬				

这些年来，我一直对人类慢性疼痛不断地进行研究，通过对我所遇到的慢性疼痛患者的了解以及他们赋予我的特权，现将他们痛苦经历的资料整理出来供大家分享。我们相信你对健康坚持不懈的追求是我们源源不断的灵感来源。这本书是为您准备的。

序一

　　人与人在本质上是有区别的，我们有着不同的性别和种族，继承着不同的遗传基因，生活在不同的气候环境中，有着各自的生活方式，吃着不同的食物，拥有各自不同的生活经验。不过，我们也有一些共同的特点，其中最明显的一个就是我们每个人都能感觉到疼痛。从我们出生到死亡，我们几乎每日都能体验到疼痛。疼痛产生有着不同的原因，而且存在于我们生活的点点滴滴中，以致在大多数情况下，我们把它的存在几乎都视为是一种正常而又可以接受的生活现象。偶然头痛、体育活动后的肌肉疼痛、腹痛、轻微意外受伤后产生的疼痛、痛经等，是我们经常遇到的一些现象。在大多数情况下，我们根据已有的生活经验，认为那些疼痛很快就会自行缓解并消失。即使我们经历严重创伤或手术时感到严重的疼痛，我们也认为在慢慢愈合的过程中，疼痛会随着伤口的愈合而逐渐消失。

　　在我们的潜意识中，经常把一些急性疼痛，甚至严重的疼痛，看作是一种暂时性症状，根本不认为疼痛有时也可以发展成为一种慢性疾病。其实，慢性疼痛在很多方面和其他常见的慢性疾病（如缺血性心脏病、高血压和糖尿病等）是极其类似的。目前，仅仅让患者接受"慢性疼痛其实也是一种疾病"，就不是一件简单的事情，如果让患者家属、普通大众甚至整个医学界本身普遍接受则更具有挑战性。慢性疼痛是人类生活中最常见的一种疾病，全世界至少有20%的人口患有慢性疼痛，我们用什么办法向他们解释这一事实以及目前慢性疼痛被严重低估、没有得到及时治疗这一现象呢？

至今，我们仍然无法完全理解慢性疼痛除了疾病本身之外还会对患者产生哪些影响。例如一位长期胰岛素依赖型糖尿病患者需要仔细、不断地检测他的血糖，请试着想象一下如果对他说："自生自灭吧"、"停止抱怨，继续您的日常生活"和"您不需要坚持服用这些药物"这些话，他会有什么样的情绪反应（暂且不说的医疗后果）？当我们处理糖尿病本身时，以上态度肯定不会出现，当一个糖尿病患者双脚持续性疼痛且非常难以治疗时，我们对糖尿病的简单对症处理可能会产生严重的不良后果——虽然双脚外表正常，但这种持续性的疼痛却可能让病人无法正常行走，无法穿上自己的鞋子，甚至夜间躺在床上的时候无法脱下自己脚上的袜子。然而，我们真的理解和接受这种疼痛传达出来的信息吗？难怪许多慢性疼痛患者一旦认识到，其他人根本无法理解慢性疼痛对他们生活产生的影响，就开始自己默默地忍受这种疼痛。

20多年以来，我主要专注于如何治疗慢性疼痛患者。近几年来，我们对疼痛产生的机制有了深入的了解。最重要的是，最近有迹象表明公共医疗界和政府之间开始更加协调地处理这一疾病及其产生的破坏性不良后果。目前，人们已经明确意识到慢性疼痛性疾病是多方面疾病，涉及患者身体和心理两个方面，仅仅给患者单一的干预治疗是远远不够的。

虽然如此，慢性疼痛还远远没有被攻克。我们现有医疗水平有限，只能向患者提供有限的对症适当治疗。我们有限的医疗能力不仅仅让患者感到沮丧，临床医生也几乎同样的沮丧，因为在慢性疼痛研究方面取得的科学进步和我们有限的医治能力之间的差距在日益扩大。因此，和许多人一样，我坚定地认为，在攻克常见慢性疼痛方面的第一步尝试，将会提高对该问题的认识，并将会对广大群众和医疗界起到很好的教育作用。从这一方面来说，《走出疼痛》是关于慢性疼痛方面一个及时、急需的文献资料，这本书是基于一个临床心理学家积累的经验编著而成，她曾经在一个多学科疼痛中心临床心理学家参与并治疗了大量慢性疼痛患者，该书对慢性疼痛症状产生的机制进行了探讨，阐述了慢性疼痛对患者产生的巨大影响，强调身心平衡、一般常规治疗以及自我功能锻炼的重要性的。我们希望它将有助于赢得目前这场对慢性疼痛正在进行的斗争。

Yoram Shir　医学博士
蒙特利尔麦吉尔大学健康中心
艾伦·爱德华兹疼痛管理办公室主任

序二

我是一名职业冰球运动员。在我的职业生涯中，我总是带着疼痛生活。这些疼痛大都是由碰撞和意外受伤所引起，同时也包括在每一次比赛（常规赛和季后赛）中连续不断的高强度体能消耗。

36岁的时候，我开始明显感觉到异于他人的腹股沟疼痛。我开始尝试通过大强度锻炼来应付这种疼痛，但我发现锻炼的越多，疼痛的症状就越严重。疼痛变得越来越严重和令人担忧。直到有一天，经过一些医生咨询后，我得到了结论：早期骶髂关节炎。我至今都记忆犹新。

医生告诉我，由于还很年轻，所以我还不需要骶髂关节手术。按照医生的意思，要等到我65岁的时候才能做手术，现在我必须慢慢适应与疼痛相伴的生活。一想到此，我就开始担忧该如何度过以后的这25年时光。起初会有1个月时间疼痛比较严重，然后疼痛会缓解3~4个月时间，但随着时光的推移，疼痛变得越来越频繁严重，最终变成持续性疼痛。

我不认为每日生活在疼痛中是正常的。很快，作为冰球运动员的我退役了，但疼痛并没有随着职业生涯的结束而结束。甚至在作为教练教授学员的时候，我都不能亲身示范。由于连行走都开始变得吃力，我不得不停止运动，打高尔夫球也开始变得越来越困难。我想既然步行困难，那就通过骑自行车进行锻炼，如果我能够做到，那就意味着我可以一直保持现在的状态。但最终由于疼痛，我所从事的体育活动不仅成为一个巨大的考验，而且连晚上入眠都变得异常困难。我无法找到合适的姿势可以让我入睡。正常睡眠被打乱，我开始变得心浮气躁，甚至不知道将来我会变成什么样。

在2009年，利用最新的技术我接受了一次双髋关节置换术，这次手术让我重新可以运动，最重要的是，我再一次远离了疼痛。

如今已不再疼痛，我才清楚地意识到，度过疼痛相随的那几年是何等的艰难。幸运的是，曾经的几个培训技术给我带来了莫大的帮助。早期玩曲棍球，我就明白我有责任对自己的身体负责，无论是肩部受伤或慢性疼痛，我都不断地调整自己的体育活动。在那一段时间，我祈福上天能给予我一种治疗来减轻疼痛，为此我把精力放在生活美好的一面，尽量保持乐观并表现得不让家人及朋友为我承受的痛苦而担忧。我依旧那么那么积极活跃，专注于自己能够做好的每一件事情，凡事尽力而为之，从不过度强求。

我现在已恢复曾经失去了几年的正常生活，并且开始充分利用自己的每一天。我见过很多慢性疼痛患者，对他们的疼痛经历我感同身受。我经常告诉他们，要想感觉更好，要自己帮助自己，而不仅仅是带着自己的疼痛沉默并自暴自弃。尽管疼痛缠身，但你要做的是尽一切可能确保自己尽可能地利用好生命中的每一天。

Guy Carbonneau

运动员、前职业冰球运动员和教练

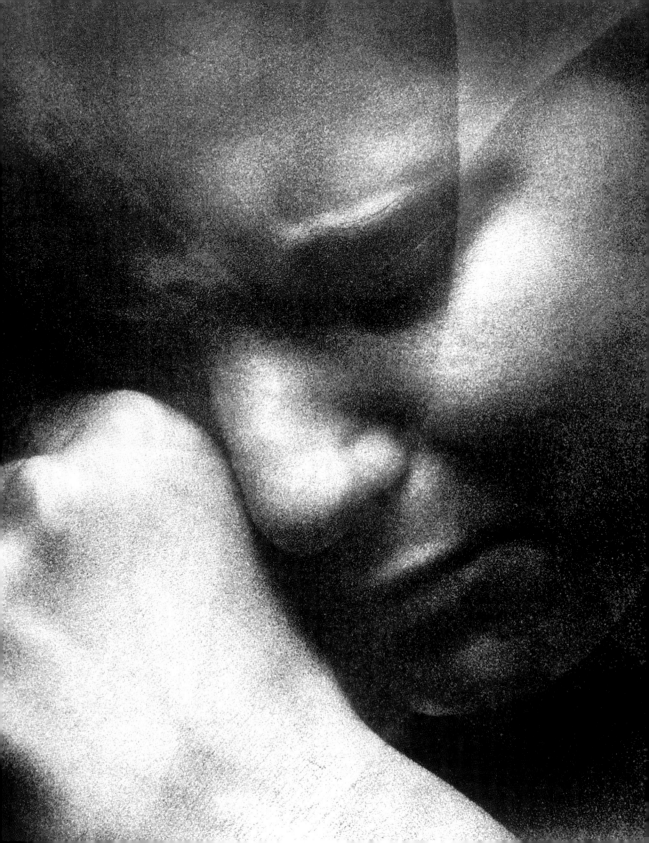

前言

　　从出生到死亡，我们每个人都必须处理一系列对我们性格和世界观产生深远影响的痛苦事情。从身心学的角度上来讲，我们是否能处理好亲人离去、家庭破碎、事业受挫、疾病或者意外伤害时接踵而来的疼痛将会对我们产生深远的影响。死亡是我们每个人无法逃避的最终归宿，但是与疾病抗争和追求健康仍将是生活永恒的主题，因为它与我们人类的生存息息相关。

　　大多数时候，人们能够以超乎想象的能力克服这些挑战，本能会驱使我们调动身心一切资源通过各种方式克服逆境，每经历一次严重的身体或精神伤害，我们都能从中或多或少地学到一些东西。当人们经历战争、种族灭绝或者自然灾害带给他们的伤害，处理一些令人悲痛欲绝的事情（比如孩子死亡、药物滥用造成的伤害等）所表现出来的勇气，特别清楚地表明人类有超强的处理痛苦的能力这一基本心灵特征。

　　毫无疑问，这种适应疼痛（特别是疼痛与身体的创伤）的天赋能力，在很大的程度上取决于疼痛的剧烈程度，以及（至关重要的是）它将持续多长时间。任何一个经历过严重事故、重要脏器手术或者突然剧烈疼痛（比如阑尾炎、肾结石）的人都知道忍受剧烈的急性疼痛是多么的困难。幸运的是，随着现代医学的显著进步，这些与剧疼的较量往往是暂时的，随着伤口的愈合以及身体状况的好转，疼痛也将逐渐消失。因此，虽然这种具有潜在致命危险的剧烈疼痛能够激起人们对生命的敬畏，甚至给人们留下一种生命非常脆弱的印象，但实际上，疼痛持续时间不长使人们更容易接受和处理。

但是，当疼痛持续很长一段时间并且逐渐转成慢性疼痛的时候，人们的观点就决然不同了。长期以来，对于那些对我们生活各个方面产生暂时性影响的疼痛，我们具有超乎想象的先天本能来进行处理。然而，由于持续性疼痛造成患者身体状况每况愈下，还极大地改变了患者与周围人的交往，患者则很难坦然面对并妥善进行处理。例如，曾经有一个活泼开朗热爱运动的年轻女性，一次不幸的意外事故造成她的手臂和肩部持续性疼痛，这很大程度地限制了她的运动和活动；又如一个年轻的患有慢性背痛的父亲，和孩子们一起玩球只能成为他过去的美好回忆了。老年人会因为躺在床垫上感觉疼痛而睡不安稳；而被双腿长期疼痛折磨的糖尿病患者则常常对健康状况恶化和不得不截肢而心存恐惧。生活在慢性疼痛中简直像在承受无休无止的酷刑，稍有不慎甚至可以毁掉一个人的生活。

对于长期承受着身体上慢性疼痛的患者，疼痛同样会给他们的精神状态带来不良影响。他们经常会感到焦虑、愤怒、抑郁、绝望，甚至有自杀的念头，而这种心理痛苦会使导致身体的疼痛继续恶化。在这种状况下，慢性疼痛不仅仅影响我们工作能力，阻碍我们进行日常工作及一些休闲活动，还对我们的人格特质比如情绪、性格等产生影响。由于这种身体和精神上的痛苦具有个体化、隐蔽性的特征，这就使得患者很难清晰和精确地与医务人员、家人、朋友进行沟通，感觉他们成了痛苦

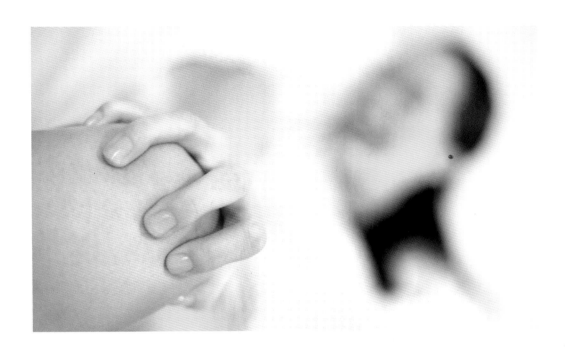

的囚犯，被整个世界无情地抛弃了。慢性疼痛患者由此可能发现自己进入了一个恶性循环,疼痛影响着他们生活的方方面面，逐渐把他们与外界隔绝起来。

以上情况并非不可避免，许多科学研究表明，患者无疑能够适应慢性疼痛，并能最大限度地减轻它对我们生活的影响。疼痛并不是身体受伤后引起的简单的不愉快的感觉，恰恰相反，疼痛是一个非常复杂的过程，涉及一系列的生理、遗传、内分泌和情绪等因素，这些影响因素综合在一起就决定着我们所感觉到的疼痛。然而，这种生理和心理因素的综合意味着，慢性疼痛有效的治疗方法应该不仅包括药物治疗和物理治疗，而且还应该包括针对情绪这一影响因素的心理治疗。

从这个角度来看，我们认为对当前关于慢性疼痛的最新科学研究、慢性疼痛对我们日常生活的影响，以及当前最有效的医学和心理治疗进行描述，将会有益于有效处理慢性疼痛，并将其应用于日常生活之中。临床实例说明，慢性疼痛患者要面对的主要是身心两方面疼痛类型，我们将提供建设性方案帮助您更好地了解疼痛这一公共卫生问题，切实找到治疗方案提高患者的生活质量。

我们不应消极地面对慢性疼痛，也不应屈服于其给我们生活带来的负担。为了克服这一难题，我们必须首先成为我们自己疼痛问题的"专家"，必须详细了解我们自身的状况、目前所服药物可能发挥的作用及不良作用，以及如何更好地调整疼痛引起的情绪问题。通过了解治疗慢性疼痛的实质是什么，我们就能够发挥我们的本能去适应它，用更积极的方式态度去接受它，针对自己身体和心理提出有建设性的"反痛苦"方法，从而制订更为广泛的治疗方案。虽然我们不能完全消除慢性疼痛，但我们有可能慢慢"驯服"它，并使其退出我们生活的主要舞台！

目　录

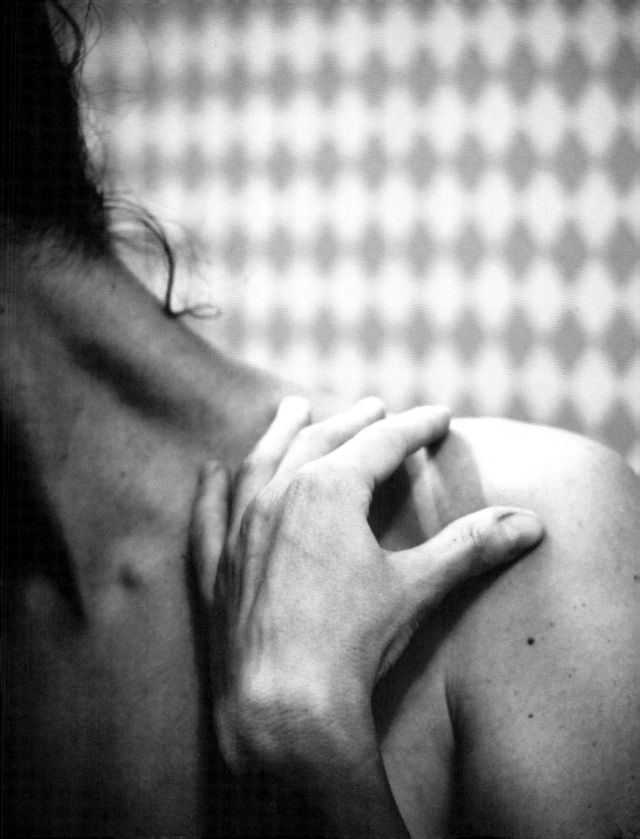

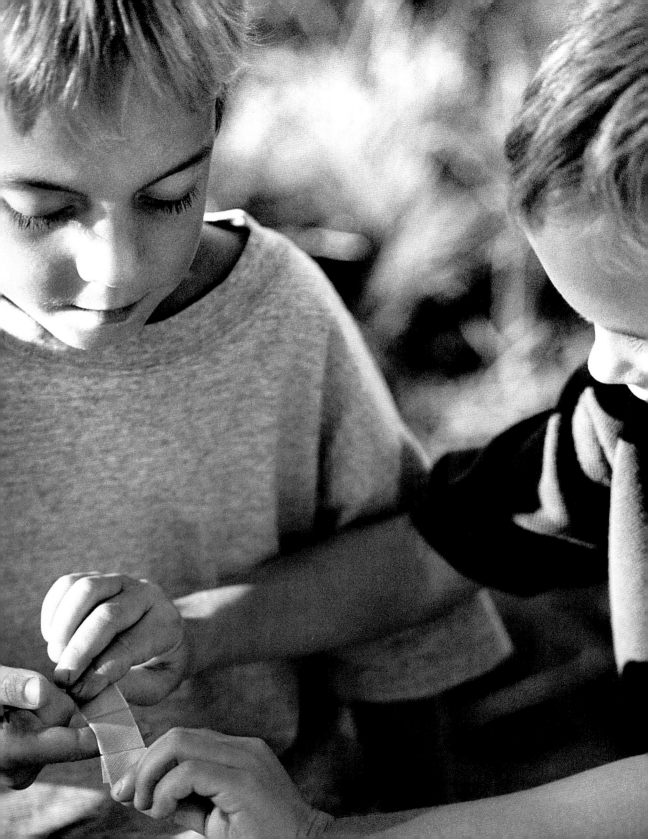

第一章

疼痛问题

"我思，故我在"是一位低估了牙痛的知识分子提出的命题。"我觉，故我在"才是一条更有普遍性的真理，因为它适用于一切有生命之物。

米兰·昆德拉

儿童成长时期学习语言是一件极具神奇色彩的事情，它反映了儿童对周围现实世界中事物的认识，以及通过语言和情感来表达他们渴望成为其中的一部分。值得关注的是，无论哪种语言，儿童所说的第一个词通常是用来形容幼儿日常生活中的关键要素，比如最重要的人（妈妈、爸爸）和某些特定场景（上床睡觉、小便），还包括一些痛苦场景的难过感受。举几个例子，无论是法语或俄罗斯语的bo-bo，还是英语中的booboo，

意大利语中的bua，西班牙语中的pupa，塞尔维亚语中的buba，波兰语中的kuku，所有这些儿童用语都表明疼痛在我们很小的时候就开始出现了，并且我们天生就具有用具体方式表达其对我们影响的本能。

儿童时期的疼痛，无论大小通常都是一些急性疼痛，这意味着虽然突发外伤导致疼痛来得很快，但在父母的精心照顾，或者（在较严重外伤时）医疗专业人员的精心诊治下，这些疼痛"走"得也快。第一次遭受疼痛对我们每个人

来说都是很重要的，这不仅是因为它教会我们如何躲避危险处境，更重要的是它使我们对于生活中遭遇到的疼痛产生一种持久印象：疼痛是件令人沮丧但暂时性的事。父母常常跟我们说，"疼痛将很快消失"。现代医学表明：我们已经完全有能力治疗各种外伤所造成的急性疼痛，比如骨折、工伤、交通意外以及一些非常痛苦并具有潜在致命危险的炎症（如阑尾炎或胰腺炎）等。毫无疑问，这些医疗进步都是现代医学在提高人民生活水平方面所做的巨大贡献。对大多数人来说，说到"疼痛"主要是指急性疼痛，一般来说也确实如此，但事实上并非仅仅如此。

持续性疼痛

自出生起，急性疼痛就是我们日常生活中的一部分，就像是警示信号一样保护我们的身体免受伤害。在我们的一生当中确实不乏危险境况！遇到刀伤、烧伤、各种类型的电击、手术伤、严重疾病等情况时，疼痛这种危险信号经人体的感官神经网络感知后立即传送到大脑，让它知道是危险的事情。这疼痛感觉，称为创伤性感受（源自于拉丁美洲损害），一般持续时间不长，但有时可

表1–1　急慢性疼痛的主要区别

	急性疼痛	慢性疼痛
持续时间	3~6个月或者更短	大于6个月
病因	未知	·已知但只是对症治疗 ·未知
功能	保护性作用（外伤警示信号）	无用且具有破坏性 （错误的警示信号）
治疗目标	通过治疗（药物或手术）彻底消除。	减轻症状，控制疼痛，提高患者生活质量。

能会剧烈疼痛，其至达到人们承受能力的极限。

但是，特殊伤或者创伤引起的剧烈疼痛仅仅是我们在有生之年遭遇到的诸多疼痛中的一种。在有些情况下，急性疼痛长期反复发作，逐渐成为一个令患者很少得到喘息机会的持续性问题（表1-1）。例如，手术创伤、糖尿病神经病变和带状疱疹神经痛等都会导致剧烈的疼痛并通常很难进行治疗，只能给予常规性的止痛药，这些慢性疼痛违背了我们一贯对疼痛的看法。它们有自己独特的特点，疼痛程度远远大于典型的急性疼痛带来的暂时性不适感。

此外，慢性疼痛除了持续时间较长（超过3个月，有时其至几十年）之外，还具有以下三个方面的典型表现。首先，对许多人来说，身体的创伤(如手术、意外伤害、疾病)已被现代研究所证实，并且能够充分解释疼痛的强度，但治疗效果不理想。其次，有些创伤，不论被证实与否，并不能解释所感受到的疼痛强度及后续出现的残疾。最后，还有一些人没有遭受具体外伤，其至外伤愈合后很长一段时间，疼痛却一

直持续存在。实际上，即使医疗检查没有发现异常，但对于一些患有致残性疼痛的患者来说以上情况并不少见。很显然，无法解释疼痛的原因和找不到重要临床指征来更好地治疗，让医生和患者都感到非常沮丧。持续性疼痛无论有无明显原因，都会给我们带来严重的身心负担。

站在相关科研人员或者深受疼痛影响的患者角度上来说，疼痛有急性和慢性两种不同的表现形式。例如，人们可能将急性疼痛视为对我们机体即将面临伤害的一种保护性警示，是一种有益症状，然而人们却将慢性疼痛视为是一种"疼痛性疾病"的病理状态，在这种状态下，机体的警示系统完全失效，反而会对患者产生严重的不良影响。这是因为持续疼痛并不是仅仅局限在身体的某一部位，而是整个身心都受影响。

一个大众化问题

据估计，与其他工业化国家一样，加拿大约有20%的人口患有慢性疼痛，其中超过四分之一的患者伴有剧烈的疼

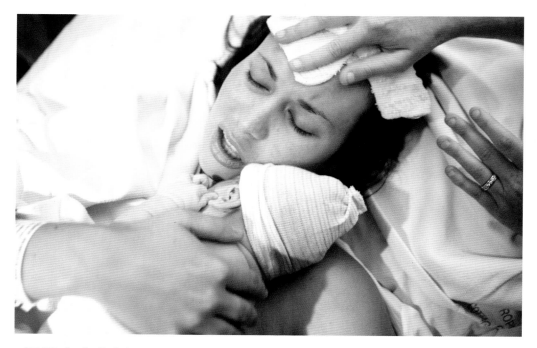

极端疼痛典例

分娩

根据蒙特利尔的麦吉尔大学的Ronald Melzack博士制定的疼痛观察指数，分娩是人类遭受的最严重的急性疼痛之一。这种疼痛的机制在分娩的两个不同阶段是不相同的，第一产程的时候疼痛主要来自于子宫的不断收缩以及不断扩张和伸展的宫颈。感觉主要是由产道里的羊水和骨盆肌肉不断收缩把宝宝"推出来"造成的。骨盆肌肉上几条重要神经和脊髓相连，现在医学上可以通过硬膜外麻醉阻止疼痛产生。其主要机制就是在脊髓外膜周围注射镇痛剂类药物保护硬脊膜。虽然分娩所面临的疼痛强度和体能消耗都是一个不小的挑战，但人们都愿意承受这种"积极的"疼痛，因为少有的剧烈疼痛过后会伴随着一个幸福事件的来临（孩子的出生）。

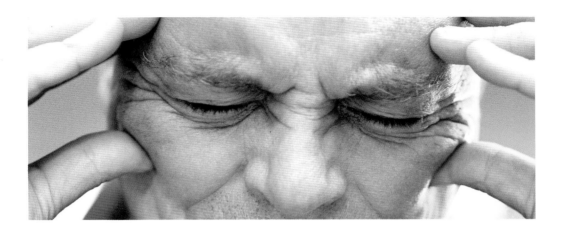

肾绞痛

肾绞痛是一种极其强烈的疼痛，疼痛由后腰背向外生殖器辐射，其通常情况下是由于肾结石阻塞输尿管而引起。这种疼痛男性多见，具有突然性，任何体位都不能减轻那种疼痛，从而造成严重不便。有一些人患有慢性肾绞痛，这种疼痛具有周期性，随着时间的推移会严重影响肾功能。幸运的是，大部分结石可以在没有医疗干预的情况下自行自尿道排出，而对于无法自行排出的肾结石患者，我们可以运用超声技术(体外碎石术)进行有效治疗，体外超声碎石技术属于无创性手术，因此可以将结石完全消除。

丛集性头痛

丛集性头痛主要是由于眼后部血管扩张、三叉神经发炎所引起，被认为是人类最不愿意承受的疼痛之一。这炎症导致剧烈疼痛，通常还会伴随着一个眼睑下垂（上眼睑下垂）和眼部重度水肿的症状，通常疼痛也会辐射至同侧前额、下巴或头部其他部位，症状出现后15分钟达到疼痛高峰。丛集性头痛绰号"自杀性头痛"，因为它可能让身患此症的人倍感绝望，并不惜任何代价要消除它。

痛，以至于严重地限制了他们的正常活动（Schopflocher et al., 2011; Boulanger et al., 2007）。这是一个具有普遍性的公共卫生问题，其影响的人数甚至超过了癌症、心脏病、糖尿病和老年痴呆影响人数之和（图1-1）。

像大多数慢性疾病，疼痛主要发生在老年人和家庭负担重的妇女身上。据统计，住在自己家中的超过65岁以上的老年人中，21%的老年男性和31%的老年女性患有慢性疼痛，而住在养老院的65岁以上老年人中患病率高达40%

（图1-2）。不过，慢性疼痛并不仅仅在老年人身上发生，甚至在年轻人身上也比较常见，例如，加拿大45岁以下人群中约有10%患有慢性疼痛的患者（至少200万患者）（Ramage-Morin and Gilmour, 2010）。

尽管具有高患病率，但慢性疼痛仍是"沉默"的疾病。在媒体上，很少有关于慢性疼痛的内容，很显然它对我们健康的影响被严重地低估了。这种自相矛盾的局面很大程度上是由于疼痛那神秘面纱依旧没有被揭开。我们目前仍很

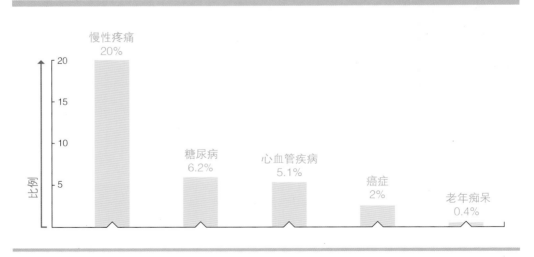

图1-1　加拿大主要慢性病的患病率

源自：Reitsma et al., 2011; Statistics Canada, 2007-2008

难准确地评价疼痛对人体的影响程度。对于那些影响人们的主要疾病，我们可以通过精密的机器或高灵敏度的血液检测结果做出令人印象深刻的诊断。相反的，目前还没有任何"测量"疼痛的仪器能够准确地量化患者感受到的疼痛强度。与其他的健康问题相比，疼痛更多的是个人的主观体验，这就意味着从外在我们无法对其进行准确的揣摩。因此，如果慢性疼痛对我们的影响公众仍无清楚认知，那慢性疼痛将真的是一个

沉默无声的悲剧。

慢性疼痛看起来是一个充满神秘色彩的疾病，至今其社会影响无法具体衡量：仅在加拿大，保守估计治疗慢性疼痛的费用每年至少600亿美元，如此巨大的花费折射出患有慢性疼痛无法正常工作、甚至已经花费巨额医疗费用的患者迫切的医疗需求（表1-2）。

慢性疼痛除了直接造成经济花费以外，其给患者造成的身心和社会压力可以破坏患者以及家人正常的生活。疼

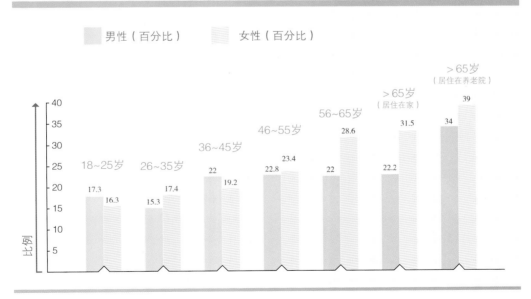

图1-2　加拿大不同年龄和性别的人群患慢性疼痛情况

源自：Schopflocher et al., 2011; Statistics Canada, 2008

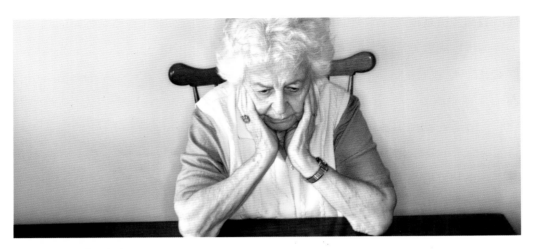

疼痛有性别差异吗?

　　男性和女性承受的疼痛是有差别的, 一般来说, 女人往往比男人更常述说自己的疼痛症状。女性的耐受疼痛阈值似乎也比男性低, 尤其是在温度变化的情况下。女性对于温度如此敏感, 这可能是由于女性的皮神经纤维密度是男性的两倍, 皮神经纤维可以放大疼痛的程度。皮神经纤维密度高的人, 更易放大所受疼痛信号的强度。据此, 对症止痛治疗时, 男女患者所用剂量也有差别, 比如相同剂量的阿片类药物, 女性的治疗效果明显优于男性。导致这些差异的原因至今还没有弄清楚, 可能是性激素对传导至脑中的丛集性疼痛刺激有不同的作用。研究事实表明, 睾丸素往往会减少疼痛的感知, 而另一方面雌激素和孕激素却会增加对疼痛的感知 (Gaumont and Marchand, 2006)。

　　但是, 我们必须明白, 除了以上那些生理上的差异以外, 一些社会文化因素对于两性感知疼痛的差别也起到了作用。一般来说, 女性更在意自己的健康, 看医生更有规律, 更愿意谈论自己正在承受和经历的疼痛。虽然疼痛似乎更常见于女性, 但根据我个人经验, 除了性别我们更应该关注其他的影响因素。

痛一般和生活贫困息息相关，持续不断的疼痛可以完全打乱患者生活的方方面面，比如导致我们在情绪、睡眠、营养、心理、社交等方面产生巨大的变化，最终毁掉我们生活的方方面面。它甚至可以导致患者人格的恶化和药物依赖。显然地，慢性疼痛不论是对个人还是对社会来说都是一种负担，如果我们想要更好地帮助深受其害的受害者，那我们就必须对它有更充分的了解。

疼痛的根源

在我们着手解决慢性疼痛之前，我们不得不学会区分各种不同类型的疼痛。由于受到身体素质、遗传、神经、情感、文化等影响因素，每一种类型的疼痛可以说都是独一无二的。然而，慢性疼痛的类型基本可以分为四大类，其各自的特点在治疗中起到关键性作用。

• 外伤性疼痛

这种疼痛主要是由于机体的过度刺激（即感受器）引起，其遍及皮肤、肌肉和骨骼（骨骼、关节、肌腱），甚

至机体内部器官。虽然这种疼痛是由过度性刺激或过多刺激感觉神经所引起，但在我们机体不同刺激部位所表现出来的疼痛却是决然不同的。例如，躯体伤害性疼痛通常是局部的，比如骨关节炎（退行性关节炎）、类风湿关节炎等，其可以通过简单的体格检查或者触诊而得知的。然而内脏痛性疼痛就很难进行定位诊断，其表现出的突然痉挛或刺痛似乎能要了你的小命。

• 神经性疼痛

这种类型的疼痛是极其复杂的，主要是由于机体神经系统（周围神经系

表1-2 慢性疼痛对国民经济的影响

门诊看病（次/年）
≥4次/年
因病请假（天/年）
≥3.5天/年，或≥6天/年（严重疼痛时）
看病花费（美元/月）
1462美元/月
全球患者平均花费（美元/年）
14 744美元/年

源自：The Canadian Pain Society, 2011; Cherriere et al., 2010; Boulanger et al., 2007

统，脊髓或大脑）受到刺激所引起。这种疼痛通常表现为烧灼样或针刺样疼痛，犹如机体突然受到电击一样。由糖尿病或者手术导致神经受伤而引起的神经性疼痛是最常见的类型。

• 混合性疼痛

这种疼痛是由造成外伤性疼痛和神经性疼痛的因素共同作用造成的。同时遭受外伤和神经系统伤害往往造成致残性慢性疼痛，导致患者的生活质量严重下降。然而混合性疼痛也是影响人数最多的一种疼痛，其常见于癌症、纤维痛或腰背痛的患者当中。

• 心源性疼痛

心源性疼痛并非是由于外源性伤害造成的，其主要是由心理因素而引起。这种类型的疼痛主要出现在患抑郁症或情感障碍的人群中，一般人群中并不常见，而且以常规治疗方式治疗无效。患心源性疼痛，其真正的疼痛并非是身体某一部位疼痛或全身性疼痛。然而最重要的是，我们不要将心源性疼痛与神经性疼痛混淆在一起，如本书后面将讨论

到这情况（图1-3）。

慢性疼痛的主要类型

我们发现不同类型的慢性疼痛在不同的欧美国家的患病率是不相同的。比如在加拿大，腰背部痛和关节痛（骨关节炎、关节炎）是最常见慢性疼痛，在偏头痛也是慢性疼痛的主要来源之一，其在女性中发病率较高（图1-4）。但这些常见的疾病并不是慢性疼痛的唯一来源，例如，最近对欧盟居民进行了一项调查（Pain Proposal 2010），调查表明，相当比例的居民都患有不同类型的慢性疼痛，尤其是纤维肌痛、术后疼痛、糖尿病或癌症等疾病引发的疼痛等（图1-5）。人群中如此高的发病率有力的说明各种类型的慢性疼痛对我们的生活产生了巨大的威胁。

腰背痛

腰背痛（或腰痛）曾被有些人形象地称为"世纪病"，80%以上的人一生中都会受其侵扰，并且是患者就诊的主

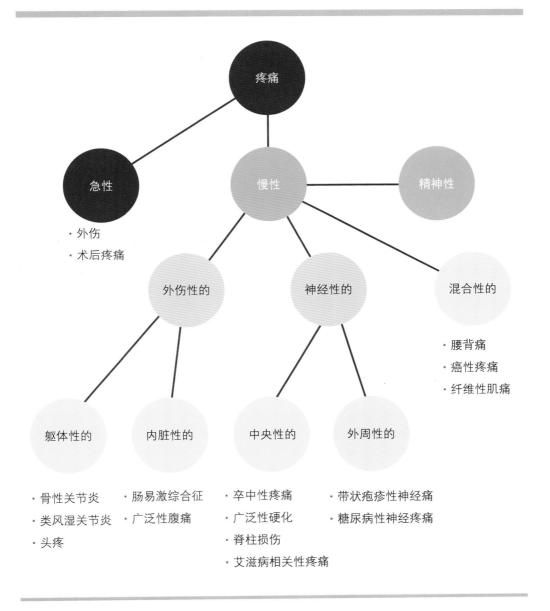

图1-3 不同类型的疼痛

要原因之一。在绝大多数（90%）情况下，这种类型的腰痛就是被称为"腰肌痉挛"类型的疾病，一般这种类型的疾病起初会非常痛苦，但通常在几周以后会自行慢慢消失。据说，只有5%~8%的这种类型腰背痛会转变为慢性腰背痛，随之这种伤残性疼痛会显著地影响患者的日常生活，并且不可避免地会对患者的方方面面造成严重的危害（Nguyen et al., 2009）。

如此高的腰背痛发生率说明我们的脊柱是多么的脆弱。脊柱由一系列的椎骨组成，在所有脊椎动物生命的最初就开始发育，连接的前棘和后棘之间的"水平桥梁"即脊柱，其主要功能是保护内部脏器。但是对于人类来说，我们站立的姿势完全改变脊柱的保护作用，各椎骨堆叠在彼此的顶部而且必须承担机体相当大的重量。由于每个椎骨承受其上面机体部分的重量，而对于我们机体的五个腰椎来说，不仅要支撑身体的上部（头、肩膀、手臂和肋骨）和所有腹部器官（胃、肠），当我们搬运任何东西还要承受负重，而对于一个孕妇来说那还要承受其孕育的胎儿体重，因此我们可以说腰椎是所有脊椎中负重最多

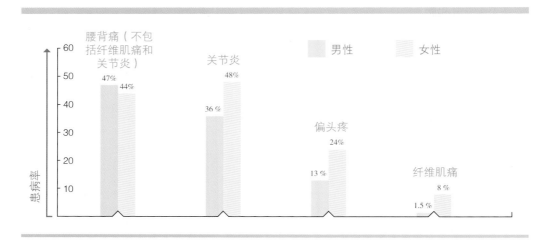

图1-4　加拿大某些慢性疼痛发病率与性别的关系

源自：加拿大统计局对加拿大社区健康调查，2000～2001

的。鉴于我们的腰部要承受几百千克的负重，因此我们可以说腰椎是我们身体中最为脆弱的一部分。更为准确地说，它也是我们最容易遭受伤害的部位（图1-5）。

人的脊椎是由7个颈椎、12个胸椎、5个腰椎以及下面的骶椎组成（图1-6）。

椎体和椎间盘柱周围是一个由肌肉、肌腱和韧带组成的复杂的网络，这个复杂的网络可以确保脊柱稳定和脊柱关节的正常运动。任何这些结构的变化都会引起腰痛。例如，椎间盘周围韧带损伤或撕裂都可以引起非常严重的疼痛。但是，引起腰背痛最常见的原因还是腰椎间盘的损伤。

腰部长期过度承受负荷，尤其在承受过重负荷的情况下保持一个姿势进行运动，容易导致椎间盘的退化、失去弹性、抗震作用减弱。在这种情况下，椎骨之间可能错位移动，其周边更多的肌肉来保持它们维持原位，在这种形式的补偿之下，往往会导致腰背部肌肉痉挛。

如果由于损伤（重负荷下突然移动）、劳损、撕裂导致椎间盘受损，其中央类果冻物质可能会向外挤压形成我们平常所谓的"椎间盘突出症"（图1-6）。椎间盘突出导致神经根（通过脊髓贯穿在一起）压缩或炎症，从而导致很严重的疼痛和撕裂样的感觉。

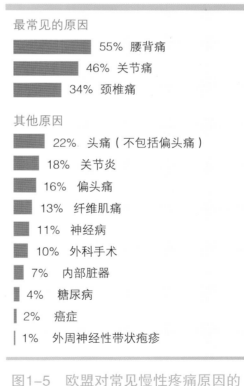

最常见的原因

55% 腰背痛

46% 关节痛

34% 颈椎痛

其他原因

22% 头痛（不包括偏头痛）

18% 关节炎

16% 偏头痛

13% 纤维肌痛

11% 神经病

10% 外科手术

7% 内部脏器

4% 糖尿病

2% 癌症

1% 外周神经性带状疱疹

图1-5 欧盟对常见慢性疼痛原因的调查研究

源自：如何提高当前和将来对慢性疼痛治疗的调查研究

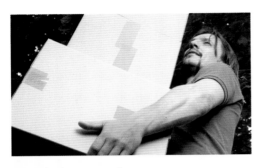

迈克尔，32岁

迈克尔是一个拥有超过15年工龄的装载工人。他的工作主要就是把成箱的商品搬运到卡车上，然后由卡车运往全国各地。有一天下午，他马上就结束工作下班了，当他举起一个箱子的时候，突然听到背后发出一种奇怪的"响声"，当时他仍然能够毫不费力的完成自己的工作。第二天早晨，他去工作时感到后背和一条腿有一阵阵的刺痛感。医学检查示：他有2个腰椎间盘突出并压迫坐骨神经。经过6个月的抗炎及止痛治疗后，病情未见缓解，迈克尔仍然无法恢复工作，甚至有人建议要手术治疗。自从腰背痛以来，迈克尔不得不停止参加那些他喜欢的体育和休闲活动。

关节痛

很大比例的慢性疼痛患者都有关节痛的症状。从生理学角度来看，运动关节是两骨接触的地方，其又称为滑膜关节。它们这样的构造是为了能灵活运动，同时其外面的韧带会给予充足的保护性支持。因此，我们一辈子都要与这些关节相伴。为了防止两骨骨端接触部位磨损，骨端表面一般都覆盖了一层关节软骨，中间充满了类似蛋清样滑液。这些滑液可以保证关节运动正常。而如果我们想要我们骨架运动自如，那么关节是必不可少的。鉴于劳损或炎症导致的一系列问题，关节仍然是比较脆弱的。

我们所说的关节炎实际上是一个通用的术语，可见于100多种不同的疾病，其共同的特征就是会引起肌肉–骨骼系统的疼痛，特别是关节、韧带和骨骼痛。最常见的两种疼痛性关节炎是骨关节炎和类风湿关节炎，其影响到420万15岁以上的加拿大人（约占人口的16%），随着加拿大人口老龄化加速，预计到2031年将影响700万加拿大患者

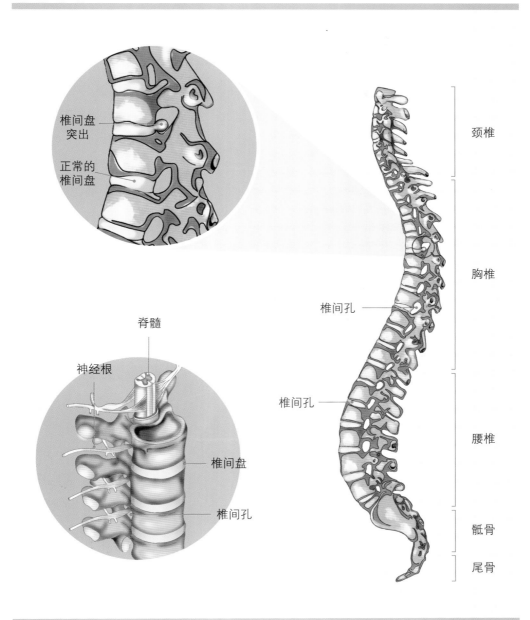

椎间盘突出

正常的椎间盘

脊髓

神经根

椎间盘

椎间孔

颈椎

胸椎

椎间孔

椎间孔

腰椎

骶骨

尾骨

图1-6 脊椎

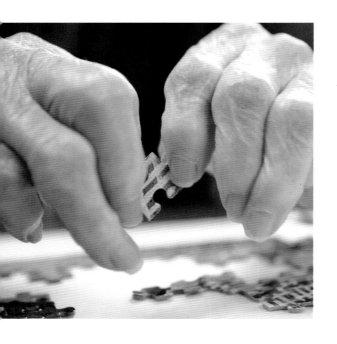

（约占人口的20%）（加拿大公共卫生署，2010）。

• 骨关节炎

骨关节炎是关节炎中最常见的类型，其典型特征就是保护骨的关节软骨逐渐退化，最终导致骨结构破坏（图1-7）。这种骨损伤常伴有增生性骨性突起称为在关节边缘骨赘增生，其可引起剧烈疼痛和躯体残疾，双手指间关节运动障碍、腕关节屈伸受限以及膝关节弯曲困难。疼痛与关节受限可以导致肌

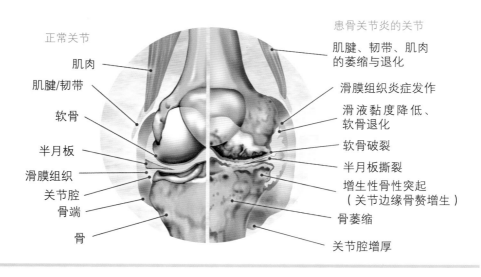

正常关节   患骨关节炎的关节

肌肉

肌腱/韧带

软骨

半月板

滑膜组织

关节腔

骨端

骨

肌腱、韧带、肌肉的萎缩与退化

滑膜组织炎症发作

滑液黏度降低、软骨退化

软骨破裂

半月板撕裂

增生性骨性突起（关节边缘骨赘增生）

骨萎缩

关节腔增厚

图1-7　骨性关节炎

肉萎缩、韧带松弛、关节更加脆弱。

• 类风湿关节炎

骨性关节炎主要由关节劳损所引起，而类风湿关节炎则是由自我免疫系统紊乱侵害关节滑膜导致关节损伤。当关节炎转为慢性关节炎时会逐渐导致关节外软骨破坏并变硬，而且会引起剧烈的疼痛和关节变形。

尽管我们对类风湿关节炎的病因知之甚少，但现认为接近一半的患者都受到遗传因素的影响。类似于其他一些慢性疾病（2型糖尿病，心血管疾病），类风湿关节炎可能与生活方式有一定的关系。比如，关节负重急剧增加似乎能够明显提高类风湿关节炎的风险，这可能是因为它能使关节过早磨损从而提高患炎症的风险。

神经痛

神经痛的患者觉得自己的疼痛就像是暴力外伤所致的急性刺痛。这种疼痛通常来自非疼痛性刺激（例如，穿的衣服）过敏源，这种现象也被称为异常性

特蕾莎，64岁

特蕾莎是具有40年工作经验的餐厅糕点师。她全身心地为自己的客户提供餐饮服务，她患有腕关节炎将近20年，最近疼痛明显加重，导致她腕关节活动受限，以致她不得不使自己慢下来。现在，她已经根本不能够揉面团、擀面、做出那些她引以为傲的杰作。现在，她已经意识到，自己将不得不遗憾地停止工作。她的手指就是她生活的全部。从此，她将不得不放弃以前靠自己双手的生活方式，开始学习如何不靠自己的"双手"和不被作为焦点关注的新生活。

疼痛，患者对刺激的反应值提高，通常对非常小的疼痛反应过度。这种疼痛会导致患者的生活质量严重下降。

与其他类型的疼痛由伤害到身体某一部分引发、通过神经系统传递到大脑（伤害性疼痛）相反，神经性疼痛是由神经系统（无论是外周神经、脊髓或大

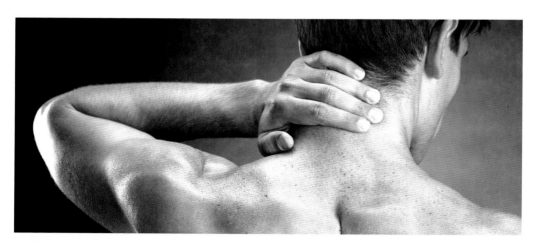

过度敏感性疼痛

疼痛的主要功能就是保护身体免受危害，人的大脑在受伤后都有一个基本的特征，即使是伤口早已愈合对外伤造成的疼痛，仍旧会保持一段时间的记忆，特别是身体受伤的那一部位。虽然晒伤不会对一个粗心的度假者的健康产生不良影响，皮肤表面晒黑的部位可能也不会引起你特别的注意，但是你的大脑一定会对它留下一些记忆。这种过度敏感性疼痛也可以解释为什么织物对我们机体的刺激与我们感受到的刺激强度相差如此之大了。

异常性疼痛是一个极端的例子，它对通常认为不会引起疼痛的刺激也会突然感觉非常的疼痛。例如，有些人对风扇片反应过度，感觉它就像在削自己的皮肤，如果一片轻薄的布片接触到他们的皮肤，那么他们也会表现得如同遭受了可怕的刺激一样。这个神秘的现象好像是由疼痛信号传导神经的"重新编程"引起的，它们将轻微的外界刺激（比如与皮肤接触的衣服）都视为危险信号，从而引起剧烈的疼痛。

另一方面，过敏性疼痛也有对刺激引起的疼痛反应过度的特征，但是与异常性疼痛不同的是，其是由于对感受器感受到的疼痛信号不断放大造成的。

脑）自身损伤所引起。这些神经损伤可能由身体外伤（手术、卒中、癌症），某些自身免疫性疾病（多发性硬化症）和代谢性疾病（糖尿病神经病变），或感染（带状疱疹）引起的。以上一系列的因素使得神经痛在传送疼痛信号的强度和身体受影响的范围广度两方面都表现独特。

神经病理性疼有着复杂的病理生理学作用机制，都会对神经细胞（神经元）的功能产生显著损害。然而，神经损伤不能解释为何在有些情况下机体损伤愈合后疼痛仍在身体特定区域持续存在，仿佛机体对最初产生的疼痛有了深刻的记忆，以至于伤口痊愈后仍然对其记忆犹新。

幻肢痛是这种现象的最好的例子。从表面上来看，认为截肢可以消除原来肢体上的疼痛是完全合乎逻辑的。但事实情况并非如此，截肢的大部分患者仍旧对自己的肢体保留着他们"感知回忆"中的记忆，并认为自己已截肢的部分依然存在。更为不幸的是，他们中的大部分患者也有幻肢疼痛的感觉，无论这肢体疼痛是否是他们截肢

的原因。

幻肢痛是在完全没有疼痛刺激因素的情况下感觉到疼痛，原因可能是中枢神经系统对外周神经损伤的一种反应。实际上，在我们的一生中，神经元细胞总是在不断地更新它们分布的位置，以此来满足机体不断的需求。例如，其可以让我们重新学习一种新的语言，能够使一个音乐家创作新的乐曲以及使运动员掌握并保持一系列高难动作，所有这些我们都称其为神经元的可塑性功劳。也正是由于神经元的可塑性，在大脑健康区域的神经元能够承担新的功能以弥补受损的神经细胞丧失的功能，从而使卒中后脑创伤的患者能够重新学会说话和走路。然而通过对幻肢痛患者的调查显示，这种神经元可塑性并不总是有益的，因为被截肢触发引起的外周神经纤维的损伤，涉及整个神经系统的多个方面，神经元重组会严重扰乱大脑对机体的感知（Elbert，2011）。

比起其他任何一种疼痛，神经性疼痛是对神经系统在痛觉传递和大脑的感知中扮演角色复杂机制的形象表达。

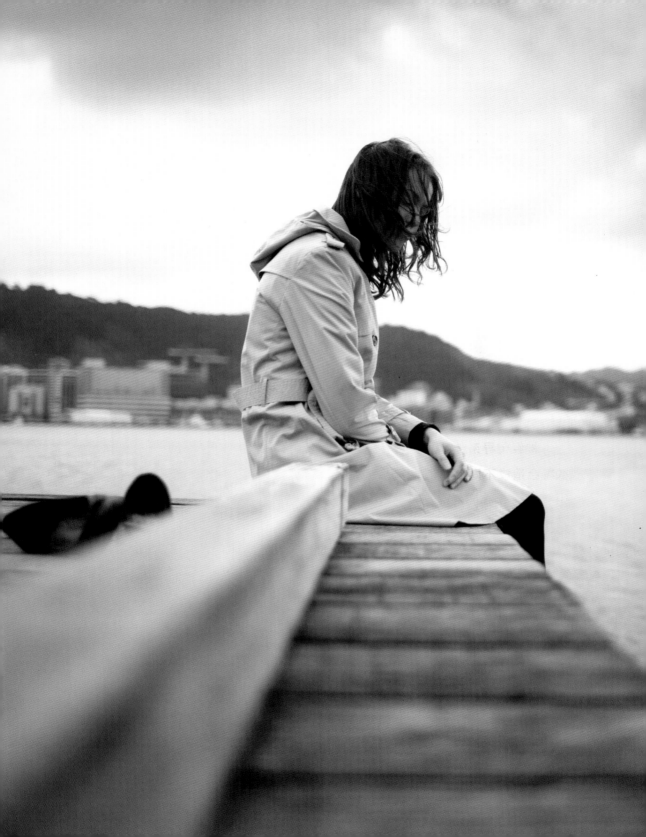

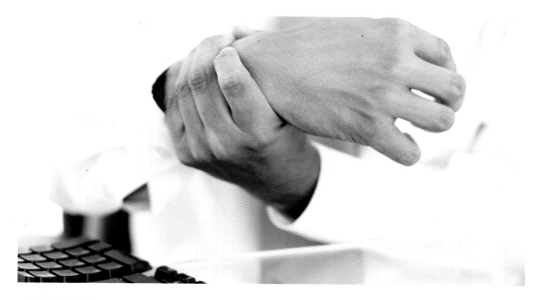

神经损伤

神经传导系统是痛觉传导的基石，毫无疑问，如果传导系统受到损伤，那么将会造成不同种类的疼痛。除了最常见的神经系统受损之外（尤其是手术创伤），一些罕见疾病同样也可以导致非常剧烈的疼痛，并且会严重扰乱患者正常的生活方式。

• 口腔烧灼综合征

口腔痛，亦称为"口腔烧灼综合征"，是一种由于口腔黏膜自发和持续性"上火"导致的慢性疼痛，但是在口腔黏膜没有明显的外伤。这种类型的神经性疼痛在女性中尤为常见（男女比例1:7），而且大约90%的患者已经绝经。病因至今未明，可能是由于三叉神经在传递感受器感知信息时出现了问题（Minor and Epstein, 2011）。

• 腕管综合征

腕管综合征是手腕正中神经受压引起的一种很常见的神经病变，目前全世界有数百万人患有此病。正中神经通过腕管连接手与前臂，穿过腕隧道，所谓腕管其实就是一个由骨和结缔组织围绕成的立体管道。

许多生活因素都与腕管综合征相关，特别是那些重复进行手工活动和肥胖的人，都很容易引起腕管狭窄、压迫神经、阻碍神经冲动的传导。这种压迫感让患者感到手部麻木或刺痛。(Luckhaupt et al., 2010)。

• **带状疱疹神经痛（带状疱疹）**

水痘是一种由水痘疱疹病毒引起常见的小儿疾病，其具有接触易传染的特点。该病毒与导致带状疱疹的病毒类似。感染后，病毒潜伏到感觉性神经节，在那里它可以隐藏几十年后再次变得活跃并引起局部皮肤疹。当它活跃在神经节时，疱疹病毒会破坏周围的神经节，造成瘙痒和疼痛，可以持续很长时间，有时甚至持续到皮肤症状消失后6个月 (Schmader, 2002)。

• **糖尿病神经病变**

糖尿病是一种慢性持续性高血糖状态，主要是由于发生胰腺不能产生胰岛素降低血糖或者相关脏器器官无法完全吸收掉剩余的血糖。

高血糖可以通过多种途径损害机体的细胞，并且随着时间的延长可以慢慢改变神经细胞的功能。大约50%的糖尿病患者都有神经细胞受损的感受，会导致他们手臂、腿、手和脚极度疼痛，甚至会引起对非疼痛性刺激反应过度 (Schmader, 2002)。

• **癌症**

一半的癌症患者都生活在中度至重度的疼痛中，到了疾病后期会变得更加糟糕。

除了癌细胞数量剧增压迫神经细胞导致的疼痛之外，随着病情的进展，肿瘤迅速增大并且引起内分泌混乱，进而导致神经损伤进一步加剧，疼痛通路被进一步激活，病程进展迅速的肿瘤和各种破坏性酶分泌经常导致神经损伤和疼痛通路的激活（详见第2章）（Portenoy，2011）。

马塞尔，56岁

马塞尔因一次严重的卒中（也被称为脑血管意外）导致他的正常生活被彻底打乱。自那时以来，他感觉自己整个左侧身体有强烈的间断性疼痛，上下肢麻木有烧灼感并伴有电击样疼痛。手臂的疼痛使得他不得不一直靠夹板来保持皮肤与衣服之间不接触，并且要及时地告诉那些他认识的人不要去触摸他的那只胳膊。

头痛

紧张性头痛是最常见的慢性头痛，之所以称呼它为"紧张性头痛"，主要因为它是由压力或颈部肌肉和骨骼问题导致的。这种疼痛是不变的，感觉就像自己的头被夹在虎钳里面，有时这种症状会持续好几天。虽然我们对这种头痛的发病机制知之甚少，但是我们已经确定了多个诱发因素。

偏头痛是另一种常见的慢性头痛，

表1-3　头痛主要诱发因素

紧张性头痛

- 药物服用过量
- 工作姿势或睡眠姿势不良，特别是如果这些姿势影响到脖子和肩膀肌肉
- 睡眠不足或工作过多引起的疲劳
- 吃过冷的食物（例如冰淇淋）
- 颞下颌关节功能紊乱（这被称为颞下颌关节紊乱，可能与多种形式的头、面部疼痛相关）导致的牙齿问题（颞颌响、磨齿）

偏头痛

- 压力和焦虑
- 季节变化
- 咖啡因（比正常偏高或偏低）、巧克力、酒精（红葡萄酒）
- 睡眠过多或不足，疲劳
- 月经周期引起的体内激素变化
- 忘吃一顿饭
- 某些食物中含有硝酸盐（例如，冷肉）、酪胺（熟过了的奶酪，烟熏鱼）、味精或阿巴斯甜

源自：Adapted from Hildreth, Lynn, Glass, 2009

15%的加拿大女性和7%的加拿大男性深受其害（加拿大统计，2007年）。它们通常会引起头一侧（这个词来自希腊语，意思是头部一侧疼痛）剧烈的疼痛，并伴随着恶心、呕吐，对光及噪声

过敏等症状。大约三分之一的患者，偏头痛发作之前有感觉失衡的征兆，最常见的是光幻视（闪烁）、暗点（视觉斑点）、或各种闪光的几何图形。

虽然偏头痛不会对我们的健康产生严重的危害，但是偏头痛还是很痛苦的，并且难以治疗。目前，预防仍是迄今为止最好的治疗方法。大多数偏头痛患者都知道一个或多个增加偏头痛复发的风险因素（表1-3），因此他们试着改变自己的生活方式避免接触那些危险因素，以免遭受更加频繁和严重的头痛。

内脏痛

每个人都会有肚子疼的时候，而且通常疼痛不会持续很长时间，对身体健康的人也没有不良影响。女性对于"正常"的内脏痛肯定特别熟悉，因为经常发作的疼痛与生理变化及她们的生殖周期（月经周期、分娩、更年期）密切相关。

有时，腹部疼痛会越来越严重，引起腹部和盆腔大部分部位疼痛。慢性腹痛与痛经、泌尿生殖道感染与肠易激综

安布尔，54岁

25年来，安布尔在一有压力的情况下就会发生头痛。她感觉头痛的症状就像是安在了自己头上一样，尤其是以眼眶周围及左侧眉弓部位的疼痛最为明显。最初疼痛的时候，她靠强效止痛药来缓解疼痛。在头痛发作的时候，安布尔甚至不可以下床，以致不得不请假并取消她所有的活动。多年来，安布尔虽然已经能够辨别哪些因素会诱发她的头痛，但是她仍旧一直生活在意想不到的头痛之中。

合征有密切的关系，而急性腹痛，则与一些潜在的致命性疾病如心脏病发作引起的心肌梗死、急性胰腺炎、腹膜炎密切相关。

由于疼痛的位置和强度很大程度上取决于受损的内部器官，对其进行准确的定位诊断较为困难。这一特征主要是由于连接内部各器官与大脑之间神经网络的不同。例如，胃、肠、膀胱和子宫内含有大量的感觉神经纤维；这意味

乔伊斯，44岁

乔伊斯已经有15年腹部疼痛的病史。她在持续性腹痛的时候也会有抽筋的症状，另外她还有交替性腹泻和便秘的症状。那些症状让她在公共场合的时候很不自在，因为她无法预测那些症状何时会出现。乔伊斯曾尝试靠看自己喜欢的食物来减少或避免腹痛，然而总是事与愿违，腹痛的症状经常迫使她无法正常工作。现在由于她觉得疲乏没有精力，以致她不得不待在家里并停止绝大部分的体育活动。

克洛伊，38岁

8年前，克洛伊在一次车祸中遭受严重损伤，目前她已部分恢复。事故发生以后，她整天压力重重，担心自己的生活从此完了。克洛伊经常有全身疼痛的症状，有时伴有游走性疼痛。有一天，她的身体僵硬得使她几乎不能动，睡眠质量严重恶化，身心倍感疲惫，内心的沮丧感油然而生。克洛伊感觉她就是自己身体的一个囚犯，做事情变得越来越困难。

着，即使其中一个器官受损也可以引起强烈的疼痛。相比之下，其他器官如肝脏，肾脏和肺中则含有很少的感觉神经细胞。这就是为什么有些器官的疾病直到功能衰竭，严重危害健康的时候才会被发现。

纤维肌痛

纤维肌痛是一个全身广泛性疼痛综合征，通常伴随着明显的乏力感和睡眠障碍，以及焦虑或抑郁症状。该病诊断起来非常困难，因为它的一些症状与其他疾病的症状很类似，尤其是慢性疲劳综合征和肠易激综合征。曾经，最主要的诊断方法就是通过全身18个压痛点触诊其疼痛程度来确诊，当有11个以上的压痛点时认为可以诊断为纤维肌痛。自2010年以来，这些依靠压痛点诊断的方法已不再使用，因为有研究表明，纤维肌痛患者全身各个领域疼痛敏感度都大为提高（Wolfe et al., 2010）。现在诊断需要更多地考虑并排除其他疾病的症状影响，比如疲劳、睡眠及认知功能障碍。

全身广泛性疼痛，以及大部分刺激（温暖，寒冷，电击，光线，噪声）过敏表明，纤维肌痛是由于神经系统将疼痛的感知放大了而引起的一种疾病。

我们目前对纤维肌痛病因了解很少。然而，我们知道这种疾病有明显的家族遗传倾向，那些与患者密切相关的人（父母、兄弟或姐妹）的患病风险比正常人高8倍。类似于其他一些疼痛性疾病，男女患病率为1:4，相比之下女性更容易患此病。同时心理和生理压力在本病的发展过程中也扮演着重要的角色，亲人不幸离世或遭受严重创伤都将大大增加患本病的风险（Staud et al.,

2009）。

本章概述了不同类型的慢性疼痛，及其对人们健康状况的重要影响。疼痛仍然是一个充满神秘色彩的主观体验，对人们的理解是一个严峻的挑战。我们为什么会患有慢性疼痛？为什么医疗没有成功缓解我们的病情？

为了回答这些问题，我们需要了解更多关于疼痛的致病机制；我们必须了解痛苦究竟是一个多么复杂的症状，特别是当疼痛成为慢性的时候，期间患者身心都经历了一个怎样的变化过程。尽管疼痛首先是我们对外界刺激的一种身体的感觉，但实际上，人们对疼痛的感知受到不同社会因素的影响，尤其是特定时间段或者各自不同的文化背景。欢迎来到神秘的疼痛世界。

小结

- 在加拿大，20%的人患有慢性疼痛，其正在成为我们社会最普遍的疾病。

- 慢性疼痛可发生在整个身体，尽管腰背痛、关节痛、偏头痛是最常见的慢性疼痛，但慢性疼痛可出现在我们机体的任何部位。

- 这种疼痛能使患者的生活质量严重下降。

- 如此高的患病率导致了一个非常高的社会成本。

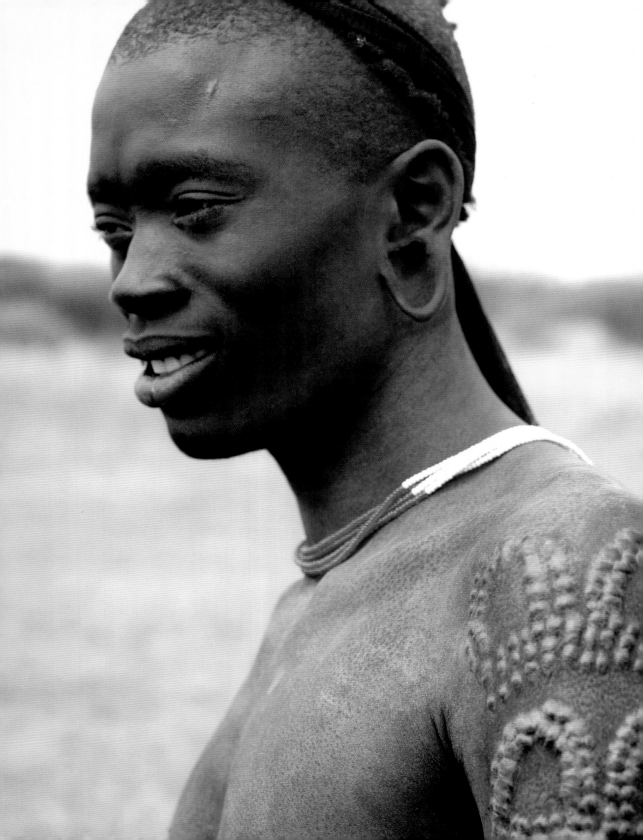

第二章

放大镜下的疼痛

没有什么比疼痛更有感觉。

萨德侯爵

我们觉察周围的环境主要依靠一套非常先进的"侦测识别系统"，它可以发现环境中的信息，将其进行编码并转换成信号传输到大脑特定区域解码。视觉、味觉、嗅觉、听觉和触觉是大脑与外界保持联系主要途径，它们可以快速提供"意见"指示机体在好或坏的环境中如何表现。

然而，仅仅识别这些感觉就是一个无比复杂的物理过程。精美的艺术品或壮丽景色让我们感到眼花缭乱，不仅仅是因为我们看到这些事物；同样，音乐家弹奏的音乐让我们深深震撼，也并不仅仅由于我们听到了声音；品味一盘美食带来的乐趣也远超过简单的摄取食物。这并不仅仅是一种简单的感觉，我们感知的方式使其远远超越了简单物理上的意义。如果我们没有了知觉，我们周围的一切都会既不漂亮，也不难看。音乐对我们来说也就只是一些简单声音的混合，我们所吃的任何食物都会被看做仅仅是一种能量。换句话说，神经系统最基本的功能就是收集感觉信息，我们奇异的大脑可以让我们根据自己的情感维度赋予它们意义。由于我们每个人的遗传、文化背景和本性的不同，以上那些感觉会有很大的不同，但那也恰恰是我们的大脑进化和心灵的敏感度的具体表现。

什么是疼痛？

从感知上区别疼痛，对我们尝试了解疼痛来说非常重要。虽然疼痛信号产生的感觉几乎人人一样，并且大脑对其做出的反应也几乎如出一辙，但是人的本性、所处人生阶段、文化背景等方面的差异都可以对疼痛的感觉产生影响。疼痛现象的生理机制与情感反应为很好地验证国际疼痛研究协会对疼痛的定义做出了贡献："（疼痛是）伴随着实际或潜在的组织损伤产生的不愉快感觉和情绪体验"。

这个定义概括了广大疼痛患者对于疼痛的感知体验。疼痛是一些内外创伤所产生的强烈信号，并且需要紧急的医疗救助，对于这一点我们是无可置疑的。这些疼痛的感觉我们称为伤害。然而，疼痛并不仅仅是对感觉的客观反应；正如我们所看到的，对于没有受伤或伤患早已痊愈或者无痛性创伤的人来说，他们每天都要与一些持续性的疼痛为伴。很显然，我们所说的"疼痛"远远超过单独感性成分，它也包含强烈的主观情感。

感觉和知觉

感觉是神经系统对重要信息分析后，尚未被传输到大脑之前的一种反射现象。

知觉是大脑对整体感觉信息处理后的一种感觉，这种感觉深受个人文化及情绪的影响。

伤害性感受和痛觉

伤害性感受是由中枢神经系统对感受器传入信息的反应。

痛觉是大脑对信息处理后产生的一种疼痛感觉，这种疼痛感觉受到若干认知因素和情感因素的影响。

因此，为了对疼痛有一个更充分的了解，我们不仅要研究疼痛感觉的产生机制，还要仔细观察情绪如何改变我们对疼痛的感知强度。

预警信号

像所有的身体感觉一样，检测和处理疼痛信息依赖数百亿个神经细胞相互作用而成的一个能够高性能整合的通信网络，这个网络可以迅速地处理多种不同信息。神经系统的基本单位是神经元，它是一种高度分化的细胞，可以产生、发送和接收电化学信号的信息。无论是内部还是外部，自损伤部位传来的神经冲动被传输到大脑，告诉它身体某部位受到伤害，机体健康状况正在受到威胁，从而使大脑及时给予适当的处理回应。

我们可以试着想象这个预警系统对于我们来说是多么的重要，这就好比要保卫一座大厦，保安队长的主要任务就是保证大厦内的各保安协调流动，同时还要把他们都限制在各自所属狭小的空间里。没有相互之间的交流，这样的

任务是不可能完成的，领导者必须使用"传感器"（摄像头、麦克风、热传感器）获得周围环境的即时情况，然后即时发号施令。我们机体对于外界刺激的响应运作系统类似于上面的安保系统。我们身体的每一部分都在大脑里有不同的对应区域，大脑控制所有生命必需的生理过程都必须依赖于神经系统——其"传感器"，使其在对潜在的危险能迅速作出反应，从而使大脑及时处理潜在的危险。

为了能够准确将外界信息传输到大脑对应的区域，机体基于中枢神经系统和周围神经系统两个主要部分之间的密切协调，已经开发出一套非常精确的通信系统，从而保证每个系统各司其能（图2-1）。

通过对机体组织的研究发现，外周神经系统参与的感觉部分其实是一个复杂的神经纤维网络。它的作用是收集信息来自体内外的信息。同时，中枢神经系统以及大脑，负责整合和翻译来自外周和脊髓的信号。实际上，大脑的延伸部分——脊髓，其作为传导外周神经信号的中继站，通过这种方式在传递完

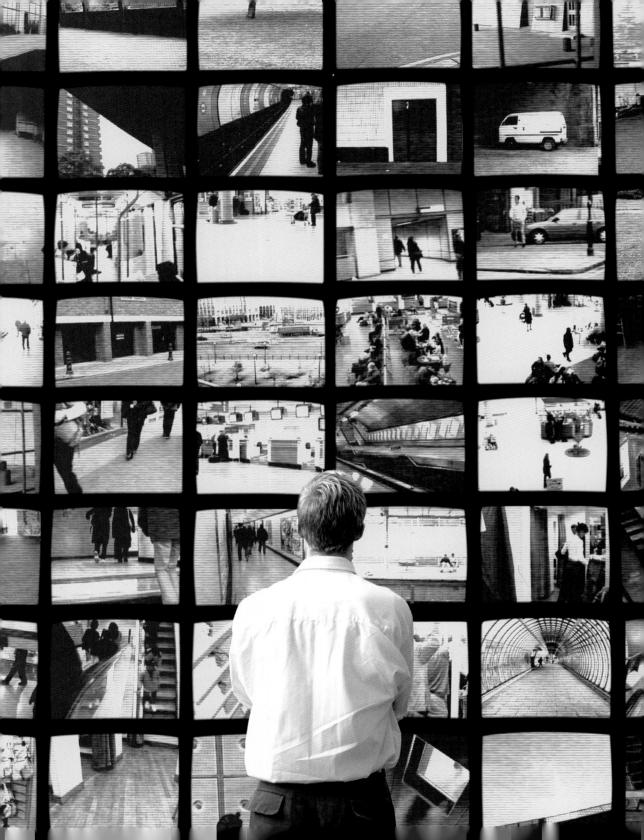

人的神经系统是由中枢神经系统（脑和脊髓）与周围神经系统（神经）组成。神经系统包括几亿个传递信息的神经元（轴突）。

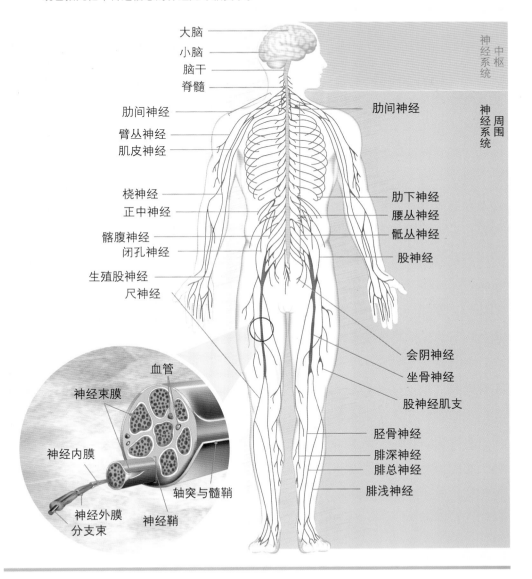

图2-1 神经系统

让我们的神经元细胞工作起来

　　神经元是非常特殊的细胞，其两端有树突和轴突两种不同的延伸。树突和轴突这种独特的结构使其成为名副其实的"社交"细胞，因为神经元细胞可以通过被称为"突触"的结构与众多的其他神经元相互作用。一个神经元的树突和轴突突触平均大约有10 000接触点，我们的大脑约有1000亿个神经元，那么我们的大脑里面就大约包含有100万亿个连接。这是一个真正的不可思议的复杂的"社交网络"，它盘踞幕后协调我们的运动、思想、感知等各个方面。

　　给予一个特定的刺激，神经元会产生一个电活动，然后将它作为一个神经冲动传递给其他神经元。这种神经冲动传导的速度很大程度上取决于神经纤维的直径和他们是否有髓鞘包裹。髓鞘是一种作为绝缘护套物质，它大大加快了神经冲动传递。在关于疼痛信号的传递方面，有两种不同类型的神经纤维传递基质，A-delta纤维有较大的直径且外层覆盖有髓鞘，它们迅速传递刺激性疼痛的信号（例如一个强烈的燃烧）。C纤维直径较小并且神经纤维外周没有髓鞘覆盖，它们主要负责传递剧烈疼痛之后的慢性钝痛（图2-2）。

　　神经纤维和神经不可混淆：神经纤维就是神经元轴突上的一种传递介质，而神经是许多这些神经纤维（多达500 000种）的复合体，其功能是将结构相同的一组神经元连接到人体各部分在大脑的特定区域。感觉（传入）神经将外周信息传递至大脑，而运动（传出）神经与感觉神经的功能正好相反，它主要将大脑的信息及时传递至外周神经。大多数的神经都是"混合体"，即它们同时含有感觉和运动神经纤维。

A-delta纤维直径较大，传递速度快，主要负责传递急剧性疼痛信号；C纤维直径较小，传递速度较慢，主要负责传递剧烈疼痛之后的慢性钝痛

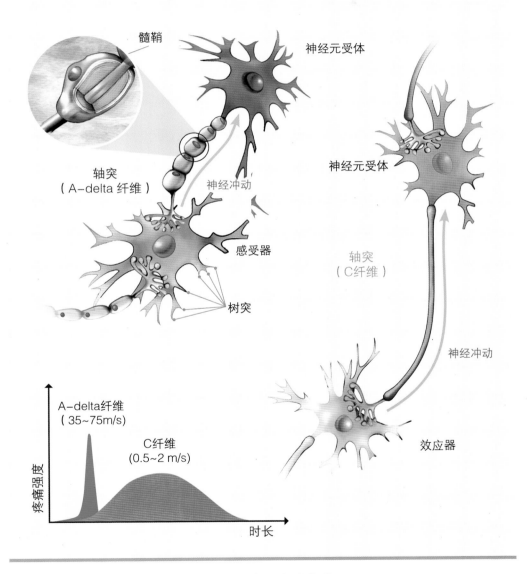

图2-2 神经冲动传递

整疼痛信号中发挥着重要的作用（图2-1）。

神经系统在发现和响应疼痛的效率绝对是显著的。例如，如果一个尖石子落入一个正在行走的人鞋里，压力和摩擦会刺激周围皮肤上的神经，然后产生神经冲动首先传递到脊髓并从那里到大脑的专门处理躯体感觉皮层信息的区域。注意到这个威胁，大脑随即通过相反方向上的脊髓发出神经冲动，冲动很快到达控制脚的运动肌肉并将脚慢慢下落在地面上，从而减少尖石子对皮肤的摩擦，并表现出跛行的症状。整个过程发生在摩擦的一瞬间，并迅速结束摩擦的情况。如果任由其继续，那么将会导致一些其他的伤害。

因此，我们可以将疼痛视为是一个能够检测到周围的威胁并迅速提醒大脑的非常有效的报警信号。疼痛不仅是身体的感觉，也是一种"大脑"现象：并不是脚感受由于尖石子引起的脚痛，是大脑！事实上，如果不是尖石子的压力引起的神经冲动的回应，这种威胁就不会注意到。中枢神经系统的作用是很好的说明，患有某些神经系统疾病的人们感觉不到任何疼痛，主要是由于疼痛引起的神经冲动在传输或接收的时候突然中断（见41页）。就像其他所有的感觉，我们称为的"疼痛"实际上就是一种知觉，即身体感觉到的某些危险信号在我们大脑里的记忆。

进入大脑

安全的通信线路可以快速、准确地传输外周信息，而这些都是对大脑准确地感知疼痛所必需的。为了更好地具体说明这些机制是如何工作的大致轮廓，现在以我们非常熟悉的烧伤痛作为例子进行解释。痛觉的产生主要由三个主要的阶段即：激活，传输至脊髓、大脑。

• 激活

感受到疼痛之前，首先要发现疼痛。这主要是位于皮肤表面的多个神经纤维的工作。在这些纤维的顶端有痛觉受器，它们主要是一类受体蛋白，可以识别一个伤害性刺激（如过多的热量）并转换成电信息传递给大脑告知其威胁。

所有有过烧伤经历的人都很清楚，烧灼痛有两个连续的阶段，最初的突然疼痛持续几分钟，随后转为广泛性钝痛，一般这种疼痛会持续几天。最初的疼痛由快速传导纤维（A-delta纤维）活化所致，它将信号迅速传递至大脑告知正在与热源接触的准确区域。钝痛在热源已被移除很久以后仍旧会有，这主要是由C纤维传导信号所致。这种古老的检测系统特别负责疼痛的情感方面认知，这是令人不快并应尽可能避免的。

• 脊髓：分拣中心

脊髓位于脊柱的中心，它是中枢神经系统的分拣中心，在这里将从外周神经传递的信息进行认真的梳理，并将梳理后的信息传送至大脑。

神经冲动在传输到脊髓里时发生了怎样的变化？继续以前面的烧伤为例，传输神经冲动的快和慢两种神经纤维通过脊神经根进入脊髓，脊神经根是位于脊髓后部（朝向背部的一面）的一个"网关"，然后再将接收到的信息传递到中枢神经系统的相关区域。如果这些神经元接收的信号超过一定的灵敏度阈

没有疼痛的人生

提起疼痛，先天性对疼痛不敏感，是一种最奇特的神经损伤，也是一种非常罕见的遗传性疾病。患者可以感到所有物理的感觉（触觉，温度，压力），但就是对疼痛刺激不敏感。没有这个保护信号，这些人受伤（咬伤，烧伤，骨折）后有致残、严重感染或致命的风险。

对疼痛不敏感并不能简单的说明感觉神经功能不良。患有疼痛无感症的患者，通常由脑外伤引起，虽然躯体上会受到疼痛刺激，但患者并不会受其影响。这种对疼痛冷淡的原因尚不清楚，但最近的研究表明，它可能与岛叶皮质和前扣带皮质损害相关，那是大脑负责意识和情感的集成部分的两个区域。因此，人保留接受痛苦的信息的能力，但不能了解信号表明身体状况受到威胁。

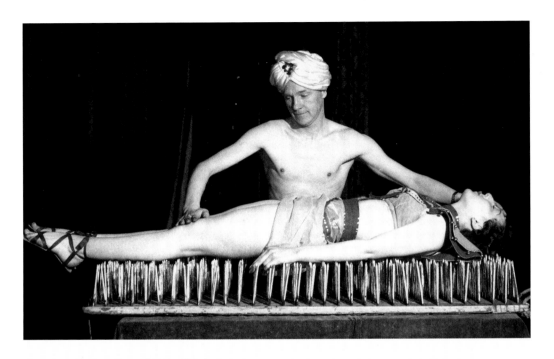

感受器：感知疼痛的触角

人体有很多的感受器，作为触角发现有害的条件，比如过多的无形压力，温度太高或太低，或外伤或炎症产生并释放的化学物质。

人体一些器官分布有较多的感受器，因此其对疼痛也更敏感。皮肤是分布感受器数量最多的器官，特别是集中在手和脚的部位，这主要是由于其与外部环境直接接触并且更容易受到损伤。其他器官，如睾丸受神经系统高度支配，也很敏感，然而肝、脾、肺的敏感性则非常低。一个奇怪的现象是，大脑没有痛觉感受器，因此无法感觉疼痛。当我们有一个头痛症状时，其实不是大脑引起的头痛，而是在头部的血管引起的头痛。有趣的是，这一特征充分应用于脑部肿瘤切除术中，这可以让患者在术中保持清醒，这样能更好地检测他们大脑的功能（语言、阅读），避免接触那些区域，以免引起更多的损伤。

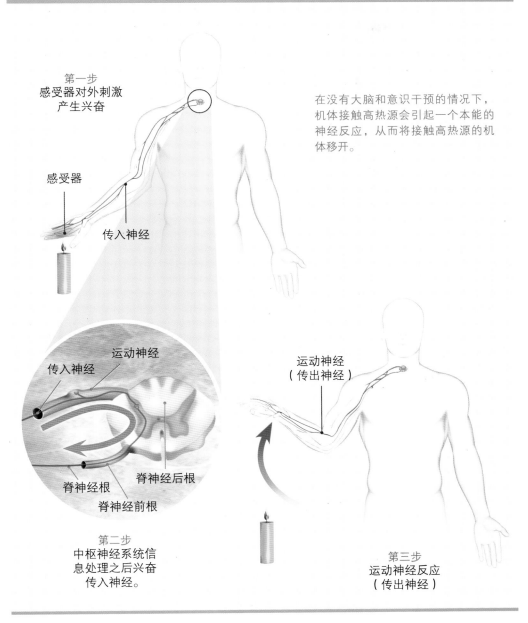

第一步
感受器对外刺激
产生兴奋

感受器

传入神经

在没有大脑和意识干预的情况下，机体接触高热源会引起一个本能的神经反应，从而将接触高热源的机体移开。

运动神经

传入神经

运动神经
（传出神经）

脊神经后根

脊神经根

脊神经前根

第二步
中枢神经系统信息处理之后兴奋传入神经。

第三步
运动神经反应
（传出神经）

图2-3 反射弧

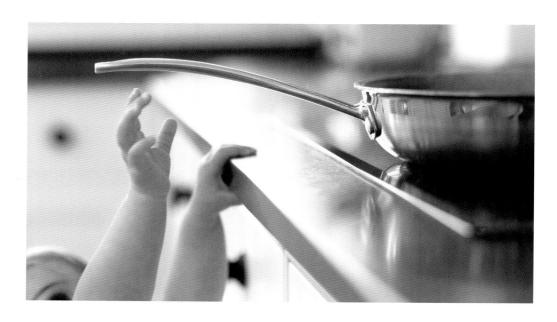

值，我们的机体就会迅速地做出回应。比如将手放在火热发热壁炉旁边，神经信号会立即发送到运动神经中枢从而引发肌肉收缩将手撤回（图2-3）。这个系统，被称为反射弧，它能对危险情况作快速反应，并尽量减低其对机体的损害，甚至在大脑认识到那是一个疼痛的信号之前已经处理完毕。这对我们来说是相当必要的，虽然神经冲动传递速度快，但传输至大脑并传出仍然需要近1秒钟的时间，对危险情况反应太慢，可能会对身体有明显的损害。

在没有大脑和意识干预的情况下，机体接触高热源会引起一个本能的神经反应，从而将接触高热源的肢体迅速移开。

然而，神经纤维不仅仅是由高热激活并发出反射弧，它们的作用是提醒大脑身体正面临的危险，因此它们得互相交流才能发送信息。通过神经冲动传递的路径比较复杂（图2-4）：信号由快、慢两种不同的神经纤维传输，并在脊髓根转变位置进入到对侧部位，我们将这一现象称为交叉，使躯体右侧的神经冲动传输到大脑左半球的中央神经系统来处理，反之亦然。

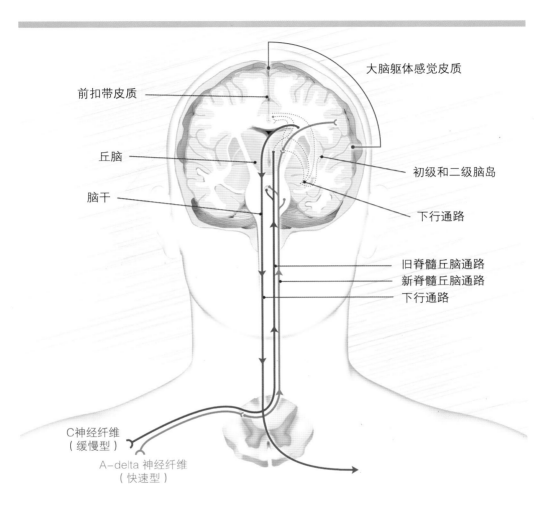

前扣带皮质

大脑躯体感觉皮质

丘脑

初级和二级脑岛

脑干

下行通路

旧脊髓丘脑通路
新脊髓丘脑通路
下行通路

C神经纤维
（缓慢型）

A-delta 神经纤维
（快速型）

　　疼痛信号通过两种途径到达大脑，具体视传递信号的神经纤维的类型而定。具体的疼痛传递路径有：新脊髓丘脑通路和旧脊髓丘脑通路。
　　当它到达大脑后，由大脑各个对应区域以及脑干调制其强度。这也就是所谓的下行通路。

图2-4　疼痛信号的传递通路

只有当神经冲动到达对面的脊髓神经元才算是真正地通过脊髓途径，才允许通过脊髓将信息传递到脑干和大脑。这些不同的途径，取决于神经纤维输送信号种类：最快的神经纤维（A-delta）使用的是"快速"路径，直接传入大脑而不在神经系统的其他结构停留。此脊髓丘脑通路出现在最近的进化的过程中，主要是传递信息疼痛的来源及强度告知大脑。另一方面，慢纤维（C纤维）使用古老的脊髓丘脑通路，只有通过位于脊髓和大脑之间的脑干几个区域后才能到达大脑。

● **直达大脑**

采用快速型和缓慢型两种不同的途径传递的神经冲动对大脑处理相关信号有着明显的影响。神经冲动通过"快速"途径直接进入丘脑，这里会迅速将感官信息分类并传输到大脑的相应的脑实质区域。当由快速纤维传递的消息到达这一结构时，它立刻被解码并传递到第三级神经元连接的初级体感皮质(SI)，其可以像地形图的区域定位一样迅速定位躯体疼痛部位。通过刺激大脑

的这个区域，快速的A-delta纤维可以在仅仅几十分之一秒内发送响应有害刺激强烈的疼痛信号，表明它是什么样的疼痛，从而使大脑确定烧伤的确切位置。

缓慢性神经纤维途经就像是进化过程中的一个非常早期的阶段，不使用此追踪定位系统；这就是为什么这些纤维传递的信号是一个更宽泛的"情感性"疼痛，其主要目的是传达不愉快的疼痛以及与此相关的危险。缓慢型神经纤维使用辅助的路线，与快速型神经纤维直达丘脑的传递途径不同，它要通过脑干中的许多结构。就像当我们在乡村小道上旅行时要定期的询问方向一样，辅助路线可能多次接触特定的神经元，有时会以奇特的方式减轻对疼痛刺激的反应强度。

只有在所有从缓慢型神经纤维传递的信号在脑干被同化处理后，脑干才会将信息传递至丘脑不同的区域。在那里，它们才会被传递到大脑的几个部分，包括次级躯体感觉皮质（SSC）、岛叶皮质和前扣带皮质，后两个地区负责所有痛苦经历的内在情感维度。

解释疼痛信号并不仅仅是在大脑相

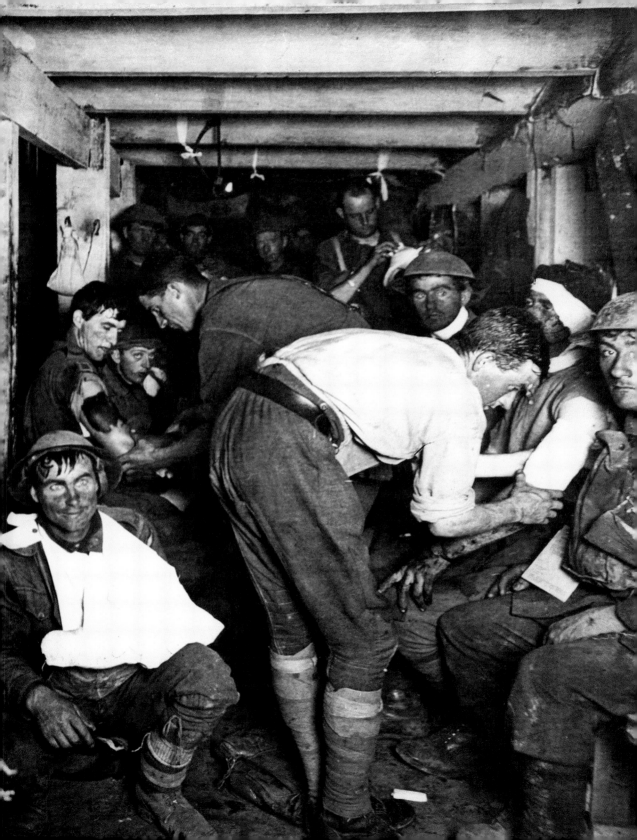

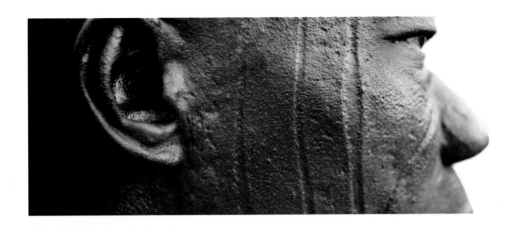

疼痛仪式

在一些文化中，成人仪式可能是极其苛刻的身体折磨，例如，民族学家曾描述几个非洲国家特别是坦桑尼亚男性成人礼的痛苦过程。

在这种文化中，首先将男孩的头发全部剃掉，然后切三个较深的切口，有时切口穿过皮肤直达颅骨，或者在面部由左耳切到右耳。

这种仪式肯定非常疼痛，但孩子们都以这种瘢痕（GAR）自豪，认为是他们成为男人的象征。大多数其他的仪式，通常也是伴随着痛苦的折磨，主要就是强调他们成年的重要性。

疼痛同时也是许多宗教仪式的一部分，所谓的苦难"救赎"实际上就是提供了一种与神沟通或者更接近神的方式。例如在基督教中，无论是通过极端的穷困还是非常严重的肉体苦行，痛苦曾一度被认为是靠近基督最可靠的方式。

在其他文化中，疼痛被认为是获得神的眷恋的表现方式。例如，在感谢神穆卢干（Karttikeya）泰米尔仪式上就包括用锋利的钢钉刺穿皮肤，或者用铁钩钩住人的大腿、让小腿和肩胛骨在空中悬浮几个小时，参与者似乎没有感觉到任何疼痛。

关区域的工作，相反，大脑区域不同的嵌合体也参与其中。所有相互作用的密切合作，使其不仅仅是检测威胁信号。这些结构之间的相互作用，使痛觉变成一个非常复杂的知觉过程，其受大脑不同区域处理情绪、行为、意识等各方面的强烈影响。目前还无法解释痛觉感知方面的戏剧性差异，这要取决于个人和疼痛状况的周围环境。

很难对付自己的身体

纵观历史，医生发现疼痛的基本特征就是疼痛的个体间差异很大，有些人感觉能够忍受的疼痛，换作别人却可能感到疲惫和绝望。我们每日都能听到这样的轶事，有些人尽管有轻微的骨折，但是他仍旧可以坚持几天自己的日常活动；有些人宁愿忍受长期的疼痛，也不愿意去医院；还有些人尽管患有头痛，但却从不把其作为停止手下工作的理由。

士兵受伤的反应清楚地表明个人因素和社会文化因素都可影响对疼痛的感知。我们早已知道，高压力条件可以从根本上减少对疼痛强度的感知。例如，如果你扭伤你的脚踝，疼痛程度会根据你是每日慢跑时扭伤还是试图逃避追赶时扭伤而不同。如果有人在你的后面追杀，你的疼痛很可能会减轻许多。

除了紧张的条件外，受伤时的情景往往也会对痛感产生影响。在一个著名的研究中，研究者对150名在意大利安齐奥登陆时受伤盟军士兵的疼痛程度，同时与150名年龄相同平民住院手术后（Beecher，1946）的疼痛进行比较。他发现，尽管士兵伤势比较严重，只有32%的人明确要求止痛药来减轻痛苦，而83%的平民希望用止痛药。这种差异主要由于两组人员如何看待疼痛：士兵们对他们受伤的态度是积极的，那样意味着这次战斗结束之后，他们就可以重返家园了；反之，平民对他们受伤总是抱有负面的态度，受伤意味着对自己健康的威胁，同时对他们的谋生也有不良的影响。本研究第一次以崭新的方法揭示疼痛的程度并不仅仅是组织或神经损伤引起，除了主观经验对疼痛产生影响之外，疼痛发生时的处境也会对疼痛的

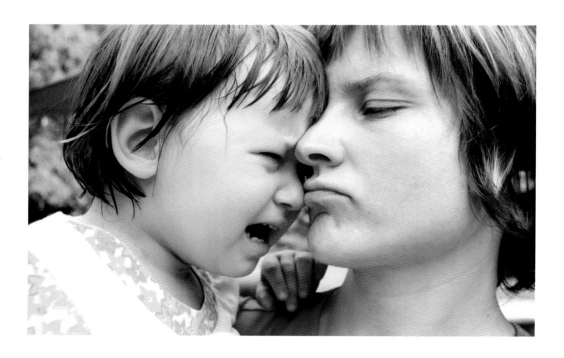

程度产生明显的影响。根据本次研究成果，以及对那些参加挑战性历程具有过人耐力的人的关注，人们现在认识到，除了参与传输疼痛信号的神经纤维之外，心理因素对我们评估疼痛程度同样是重要的。这些心理因素的影响使我们相信疼痛信号的传递有可能是受意识支配的。

站在大脑的角度来考虑

以上例子包括意大利士兵的故事显示不同的文化背景以及不同场合下，人们对疼痛程度的感觉是不同的。但为什么疼痛的感知有那么大的差别呢？毕竟，如果疼痛的功能是提醒大脑存在的危险，那么不论受伤的程度如何，我们每个人对这种信号都应该有类似的感知度。

在现实中，疼痛通过从外周向中枢发送的信息（"自下而上"），它的主要功能是提醒大脑机体所面对的威胁。还有另一种控制机制，审视信息并根据由大脑发出的命令，调整其强度，这就是下行通路。让我们再来回顾一下大厦

疼痛的守护者

1965年，麦吉尔大学的魁北克人罗纳德和英国人帕特里克首次提出"疼痛闸门控制论"，彻底改变了我们对疼痛机制的看法，至今其仍在许多治疗慢性疼痛的方法中占有主导地位(TENS, medullary stimulation)。

从笛卡尔（1596年~1650年）时期，疼痛就被看作是一个标准的"机械"的现象，是一种刺激大脑特定区域后产生的一种感觉。然而，Melzack和Wall的研究表明这种观点无法解释几种类型的疼痛，尤其是幻肢痛。因此他们认为疼痛反而可能是由于中枢神经系统对大量的交流信息分析和整合后所产生的疼痛信号。

这个复杂的理论是基于一个前提，即大脑能够"打开"或"关闭" 让伤害性信号通过的"大门"，并且也可以放慢或加快这些信号的传输。它可以通过一个特定的就像看门人一样的神经元抑制剂——中间神经元决定如何打开大门。在正常情况下，这些神经元在主动模式下分泌内啡肽，这是一种类似吗啡的一类分子，能够将引起疼痛的神经元"休眠"并减少其发送疼痛信号的能力。然而，当疼痛信号检测的边缘和传递到脊髓，看门人立即被压制，大门随即敞开，立即让整个疼痛信息传递给大脑（图2-5）。疼痛控制机制的目的是要"帮助"守门人，给它重新开始分泌内啡肽的机会。内啡肽能够将"大门关闭"，从而减少疼痛信号的强度。

现在已知道生理、情绪和认知等因素可以决定该大门的宽度，从而影响疼痛的强度。养成良好的生活习惯，减少负面因素的影响，保持积极的影响因素，是提高慢性疼痛患者生活质量很好的方式。

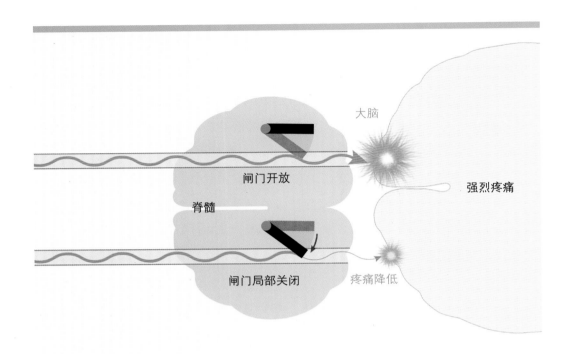

打开、关闭阀门以及控制疼痛的强度的主要因素

	打开阀门的条件（强烈疼痛）	关闭阀门的条件（疼痛减低）
生理	重大机体活动伤害	药物治疗 刺激（比如按摩）
情绪	焦虑抑郁症	休息（睡觉）、情绪愉悦、乐观、幸福
情感	关注疼痛 无聊	集中或分散注意力 有趣的活动

图2-5 疼痛的闸门控制理论

安保队长的例子，尽管他希望收到来自外面的不停报告，他仍然有权根据汇报的信息去做他想做的事情。在一些特别强烈的伤害性信号的情况下，比如肾结石，大脑的指示是十分清楚的，认为这种信号是一个非常严重的威胁，并且疼痛的程度达到了难以忍受到的水平。另一方面，大多数种类的痛苦，我们必须处理的很少，然而在紧张状态下，大脑的这些信号反应就有差别了。我们都知道，当我们正忙着做一些有趣事情的时候（读一本好书，看一部电影，谈话），疼痛很少会困扰我们；反之，如果我们专注于我们所受的疼痛，那么它就变得更加难以忍受。通常情况下，父母安慰因为受伤而疼痛的孩子的时候都会用各种方法让他们想一些与疼痛无关的事情。在一些极端的情况下，大脑的影响甚至可以产生生与死的差别。回到前面给出的一个例子，一个受伤的人能否逃避攻击很大程度上取决于他或她可以跑多快。在这样的情况下，大脑把脚踝扭伤的疼痛与抓住的后果比较，认为脚踝扭伤是一件不太重要的事情。因此，大脑就会试图降低疼痛的程度，以免对逃跑产生威胁。

疼痛并不仅仅是损伤后机体的一个常规反应，实际上是大脑对受伤后危险的一个判决。这种判决"意见"取决于疼痛的信号强度和疼痛发生时的境况。如果疼痛发生的情况是使疼痛的"积极"或"渴望"，就如同那些受伤士兵一样，它就被视为比由于正常的日常活动产生的疼痛强度小。换句话说，大脑不只是一个简单的疼痛信息受体：同时由损伤所产生的疼痛的感觉在人与人之间都是相同的。不管情况如何，虽然社会文化和情感等背景会对痛感产生一定的影响，但这就是大脑对我们受伤害时产生疼痛的指示。

关闭疼痛的闸门

这些感知的差异是由于特定的神经结构连接在相反的方向，"从上到下"，大脑中不同的区域参与疼痛的感知，其中包含一些高度特异的神经系统（下行通路）（图2-4）。我们的思想和情绪并不是发生在真空中的抽象现象，对身体功能也并非没有影响。恰恰相反，我们的感觉是由神经系统传递到我们的整个机体，对我们的身体健康产生积极或消极的影响；例如我们的精神和身体功能之间的交流沟通就可以解释，为什么当我们感到悲伤的时候会失去食欲以及为什么在我们愤怒的时候会感觉心跳加速。在痛苦的情况下，通信网络是不明显的，但对疼痛信号的感知却是至关重要的。例如，在大脑中涉及思想和情绪的一些地区（尤其是前额叶皮质和扣带回前部皮质）也通过脑干发送信号，脑干是我们的大脑中最古老的部分（即所谓的爬虫类的脑）。它们可以与上行通路中的慢性神经纤维相互作用，以此在它们携带的疼痛信息传递至大脑之前进行调节。更重要的是，这些脑干结构作为跳板，传递信号到脊髓，在那里它们对疼痛信息的整体强度有着决定性影响。

由于疼痛是由太多的伤害性信号引起的，控制机制的目标是尽可能的从开始或者传递至大脑通路之前就给予阻断，从而减少这些疼痛信号的数量，通过下行通路用来减轻疼痛是一种简单明了的治疗策略。这是一个合乎逻辑的步骤：毕竟，控制事件的最好办法就是去阻止它的发生。

脊神经根是进入中枢神经系统的入口点，其是一个完美的控制系统点。我们可以形象地把这个系统想象成一道限制游客入室的防盗门。在进化的过程中，神经系统发育一系列的"闸门"，一道道门可以不同程度地打开以控制痛觉神经脉冲能够到达大脑的数量。这些闸门是控制疼痛的关键，"看门人"在很大程度上决定了疼痛的强度。

疼痛的感知差异，还取决于个人以及疼痛发生的背景，因此它们和大脑的决策直接相关，将直接影响闸门开放的宽度（图2-5）。焦虑不安的消息或引起情绪失衡的抑郁会"打开"闸门并加剧疼痛的感觉；而良好的情绪和积极认知，如人们所发现的冷静、积极和乐观的人生观时，会"关闭"这个闸门，从而使疼痛感觉不太强烈。

除了大脑的这些信息，非疼痛性刺激与触摸、神经纤维的摩擦、振动也可以关闭闸门。这些敏感的信号沿着纤维传递疼痛信号的途径进入脊髓，激活神经元控制闸门的开启和减少疼痛的神经冲动。这也就是我们本能地挤压、摩擦或抖动肢体以及在痛苦事件之后用榔头敲击自己脑袋来减轻疼痛的工作机理：通过激活触摸的感觉通路，这些本能反应导致闸门仅开一线，限制伤害性冲动的进入，从而减少疼痛的感知。用这种方式中，机体可以故意产生自己的"内源性"镇痛，为大范围干预缓解疼痛铺平道路。

疼痛并不仅是损伤后的一种不愉快的感觉，它也是大脑对这种感觉的诠释，一种具体到深受个人情绪和认知影响的感知过程。这种感知对患有疼痛的人的生活产生了重大影响。

小结

- 疼痛的感知是非常复杂的，组成部分涉及身体的感觉和主观情感。

- 大脑分析每一个情况和做出决策所需的所有信息由神经系统传递。

- 通过对身体某些区域的非疼痛刺激可以控制疼痛，例如通过按摩就可以减轻疼痛。

- 在大脑中与情绪、行为和意识相关的区域可以通过减少疼痛信号强度来影响疼痛的感知。

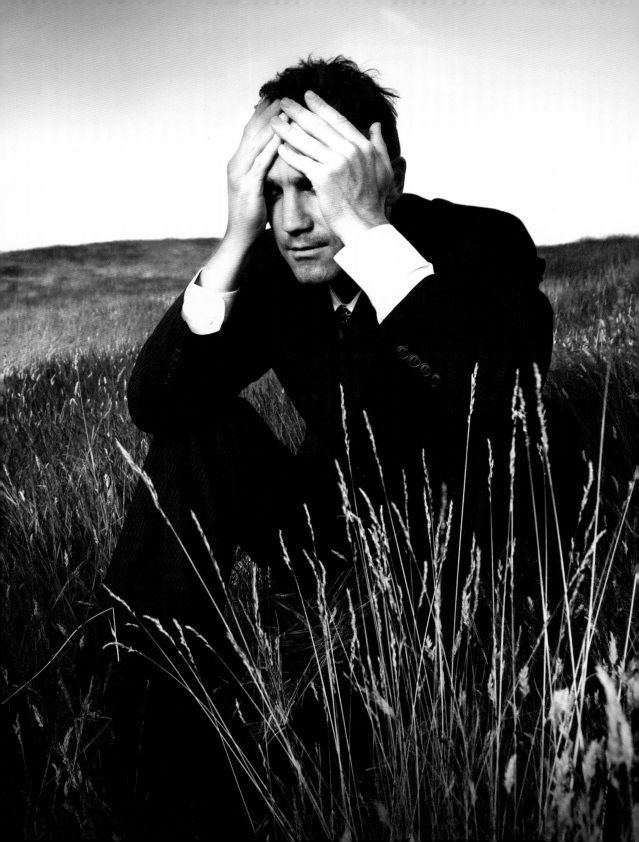

第三章

生活的巨大变化

快乐的时光是短暂的，真正伴随我们的是残酷的疼痛。

约翰·济慈

大脑的关键作用是对疼痛的感知，但这并不意味着你正在遭受疼痛，这就如同人们所说的"全在你的大脑里"。乍一看，这似乎是显而易见的，但我们必须明白所有的疼痛都是真实的。有时，患有慢性疼痛的患者还要忍受周围的恶语中伤——"我的姐夫和你是一样的情况，但他出院2天后就毫无怨言地去工作了"。此外，他们经常感到他们必须证明自己的疼痛，证明他们感受到的痛苦不是凭空想象或夸大其辞。有人会说："你吃了那么多药物，情况不会那么糟糕！"这是一个令人沮丧境况，尤其当他们疼痛的原因无法确诊或者必须面对医务人员的质疑时。如果有人说他们有疼痛的症状，我们必须相信他们，并且不要评判他们耐受疼痛的阈值。这种信任是慢性疼痛治疗的基石，所有的医疗和心理干预都是基于此来改善病人的情况。相信人们正在承受疼痛，并对那种身心复杂的症状表示理解是至关重要的。与其相信健康护理人员、家人或朋友对疼痛程度的想象性描述，不如相信患者自己的描述。

保持开朗的心态非常重要，因为疼痛不仅仅是引起你身体某一部分的障碍；就像关节炎患者的痛苦当然起源于关节的疼痛，但除此之外这种疼痛还会改变他们的人格，影响生活的各个方面。在一定程度上，慢性疼痛被认为是一种"洋葱皮"病，也就是一种包含三个主要组成部分的多维功能障碍（图3-1）。机体感受刺激激活神经疼痛通路，随即大脑开始对这种感觉进行处理，同时这种处理对情绪和行为带来影响，以上所有这些因素都会增加慢性疼痛患者的生活负担。疼痛是一种很难应对的独特体验，主要是因为它涉及整个机体并且它的中断会对生活方式产生显著的影响。当你患有慢性疼痛时，就会感觉自己像是进入了另一个世界，在那里日常生活中的一切都披上了新的色彩，对自己的机体不再感到熟悉，而你还要学会忍受这些变化。

剧烈改变生活方式

慢性疼痛最初的影响就是扰乱我们的生活方式，以致患者不能再正常地生活，从而不得不放弃许多的日常活动。世界各地的一些研究表明：大约三分之二的慢性疼痛患者处理日常生活明显受限，其对20~50岁的患者影响尤其严重（图3-2）。疼痛触及到我们生活的方方面面，无论是我们个人的活动（睡眠、休闲、社会关系），还是我们的日常工作，疼痛都会无孔不入地渗入（图3-3）。

虽然每个人经历的疼痛都不同，

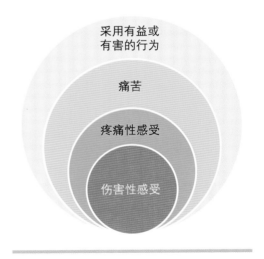

图3-1 疼痛是机体、心理和认知的综合体

源自：Adapted from Loeser and Cousins' diagram, 1990

但通过对大量患者的调查还是有可能勾勒出疼痛对我们生活方式的主要影响。其对我们生活的影响及造成的损失往往让人无法忍受，并且对我们的心理产生严重的负面影响。情绪影响越大，其对我们日常生活的影响就会越严重。

• 机体和工作能力下降

慢性疼痛的患者永远不能像以前那样进行正常的身体活动，必须以某种方式悼念他们机体功能的丧失。这种适应意味着对有赖于身体和外界之间密切关系的许多生活习惯产生疑问。生活在疼痛中的人们最初会终止参加他们所喜爱的体育活动，这么做等于剥夺了他们日常生活中曾经的快乐时光。当疼痛持续恶化，其他的动作（即使是无关紧要的动作）也受到影响，比如走路、从座位上站起来或者举起一些很轻的物体这么简单的动作都感觉到很痛苦。这种日常活动能力的下降让人无法忍受，但患者又不得不眼含泪水地承认这是常有的症状，他们已经好几周没做过自己喜爱的活动了。举一个例子，一名42岁女性由于跌倒导致背部剧烈疼痛，其日常生活

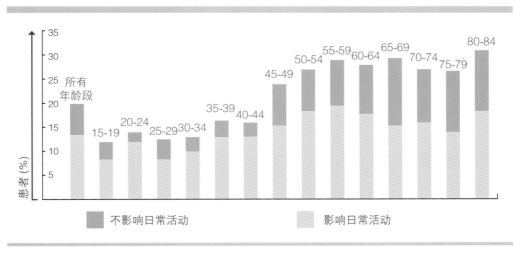

图3-2　慢性疼痛对日常活动的限制

源自：Blyth et al., 2001

严重受限，她所说的可以代表来看疼痛门诊的绝大部分患者和成千上万慢性疼痛患者的心声。

"这次事故使我的生活完全颠倒了，由于疼得厉害，我连以前四分之一的事情都不能做。现在我无法陪孩子们一起玩耍，甚至去超市购物也要付出超乎想象的努力。所以，和闺蜜出门游玩这事我想都不敢想！事实上，我几乎见不到任何人了。因为我总是很累：我睡得不好，感觉浑身疲惫，没有精力。做小家务和烧饭简直是我的人间地狱！我做饭是因为我的孩子们还要吃，我吃饭是因为必须得吃，但我真

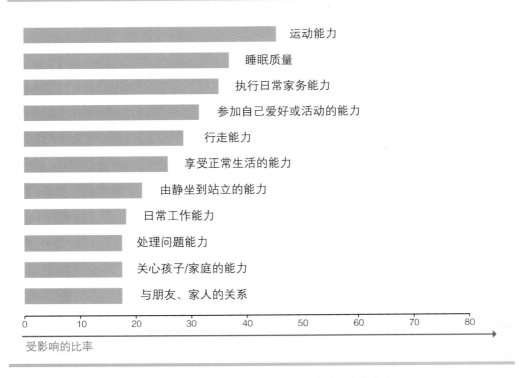

图3-3　慢性疼痛对日常活动中断影响分级

源自：Lazarus and Neumann, 2001

的不感觉到饿，而且我的心思并没有放在这方面"。

这种疼痛远远超出其具体位置；由于缺乏运动，导致全身僵硬、肌肉萎缩，无法进行正常的日常活动。甚至做家务能成为一个几乎无法逾越的障碍：布置餐桌，整理床铺或使用吸尘器以及以前的一些日常活动都变得越来越艰难。随着时间的推移，需要做的常规活动次数减少，然后一些患者就开始逐渐放弃任何活动了。

"我再也不能做以前轻松搞定的家务了！我现在甚至不能卸载洗碗机！我家窗户是脏的，因为我抬不起胳膊。到处都是灰尘，地毯也开始发臭了……我以前可是个好管家呀！现在，当人们来看我时，我羞愧难当。"

慢性疼痛的患者无法准确评估他们的能力以及他们到底能够完成什么样的身体活动。通常情况下，我们能够本能地意识到我们的精力与疲劳之间的平衡参考点，并且能够让我们动用我们储备的精力。疼痛患者往往丧失了对这种平衡参考点的感知，因为疼痛掩饰了他们真实的能力。

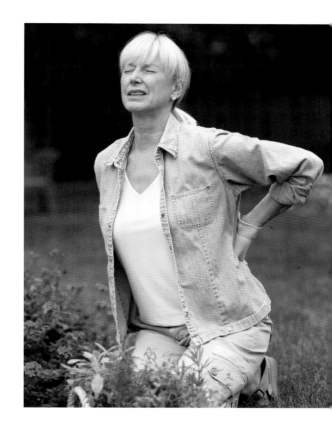

"我不认识我的身体了。一方面，我没有力气，没有精力，但同时我又告诫自己无所事事是不正常的；所以我开始'逼迫'自己做点事情，尝试忘记疼痛给我带来的伤害，并假装自己没事。但接下来的几天我会为此付出代价，然后，我发现自己又回到原点，不能做任何事情，只有这样我才能恢复过来。我不知道自己可以做什么，不可以做什

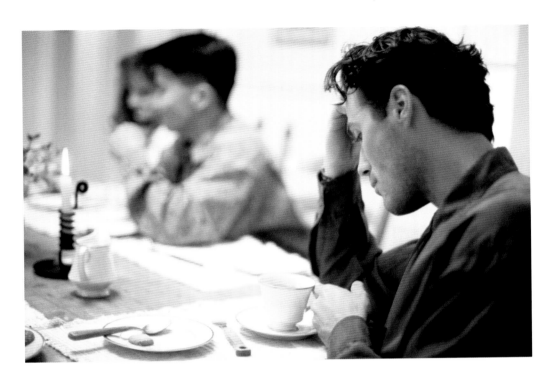

么，也不知道怎样找到两全其美的折中方案。"

　　大多数慢性疼痛的患者不清楚自己承受的极限，找不到自己精力与所耗精力之间的平衡点，同时对自己的疼痛程度关注也不够。起初，人们往往继续以同样的方式和强度进行自己的日常活动，拒绝接受他们的身体能力在下降这一事实。虽然这很勇敢，但这种方法会导致高强度持续性疼痛，甚至可以造成关节炎、肌腱炎或者身体其他部位的炎症。尽管尽了自己最大的努力，但身体仍旧没有恢复到以前的状态，而且一段时间之后，我们的身体再也无法跟上步伐参加以前的许多活动。

　　慢性疼痛不仅会对我们的身体产生影响，而且对我们的工作也会产生影响。这种情况对于从事体力劳动的患者尤其不幸，因为他们需要机体正常的功能来完成每日的工作：每日需要搬运重物，需要重复做同一个动作或者需要使用工具。

"我在这家公司已经工作17年了，每日主要搬运一些箱子。我曾是厂里最强壮的人，但是我弄伤了身体，再不能像过去那么强壮。老板对我很好，调我去从事一些轻松的工作，但我还是感到很疼，不得不停止工作。我的身体倍感疲乏，再也不愿意做其他事情。我究竟是怎么了呢？"

对于较少靠体力工作的人来说，慢性疼痛同样会引起问题，比如注意力不集中、记忆力减退、药物对精神上的副作用等。同时，它还可以引起员工与同事及老板之间的关系紧张。一位经验丰富的接待员患有慢性肩痛，她告诉我们，受疼痛的影响，她看起来无法再继续工作了，她忘记开会，记不清重要信息，经常犯一些低级错误。她认为所有这些问题都与她所忍受的疼痛密切相关；她甚至无法再舒适地保持一种姿势静坐几个小时，睡眠质量差引起疲乏让她的情况更加糟糕。

慢性疼痛造成生产力降低会引起十分严重的后果（表3-1），比如患者

工作时间减少、经常性缺勤。而对于慢性疼痛的患者来说，工作量的减少就意味着收入的减少。暂时休假、中长假甚至不定期假期对慢性疼痛患者来说是个不错的选择，但是患者对于薪水问题以及可能的保险问题无法接受。所有这些因素让慢性疼痛患者感到无助、焦虑，导致身心疲惫，无力照顾自己。对于接近三分之一的工人来说，工作效率下降可能会引起更严重的后果，会导致提前退休，被解雇或被迫辞职。

通过不以正常健康状况为参考标准，患有慢性疼痛的人们可以更好地看待和接受自己的生活状态。由于慢性疼痛是我们完成人生目标、实现人生理想

表3-1　慢性疼痛对患者收入的影响

患有慢性疼痛的加拿大人	
因为慢性疼痛导致收入下降	49%
不得不减少自己职责	47%
因为疼痛而丢失工作	33%

来源：Canadian Pain Survey, The Canadian Pain Society, 2007

不可逾越的障碍，其几乎已经成为失败的代名词。很少有事物能够像慢性疼痛那样让我们重新思考自己，因为它可以强迫患者重新制订自己的人生目标并学会适应新的现实。

● 睡眠

在我们所有的日常活动中，睡眠对我们机体健康的积极作用被严重低估。睡眠可以让我们补充自己机体的能量储备，巩固所学的知识（"睡眠"其实是一个生化和神经的过程），稳定自己的情绪，并且能促进自己的心理健康。

睡眠质量直接关系到人们白天的生活和情绪。强烈的压力、特别愉快或令人兴奋的事件可以减少睡眠时间，然而工作一天、筋疲力尽之后往往会有一个较长的睡眠。这些变化都是正常的，并且对健康没有负面影响。因为在接下来的晚上，睡眠时间会恢复正常，所以我们可以重获身心健康所需要的平衡。

睡眠障碍是慢性疼痛所致的主要症状之一，其在患者生活质量的恶化上发挥着主导作用。大量关于疼痛与睡眠之间的科学研究表明：大多数的慢性疼痛

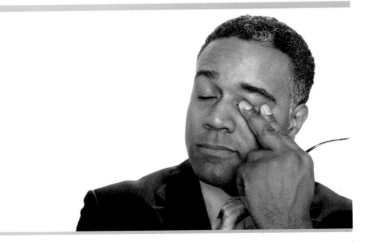

睡眠相关的特征

入睡困难　43%

睡眠中断　43%

早醒　44%

非恢复性睡眠　42%

睡眠质量差　45%

图3-4　睡眠障碍（失眠）在慢性疼痛患者中的患病率

源自：Ohayon 2005

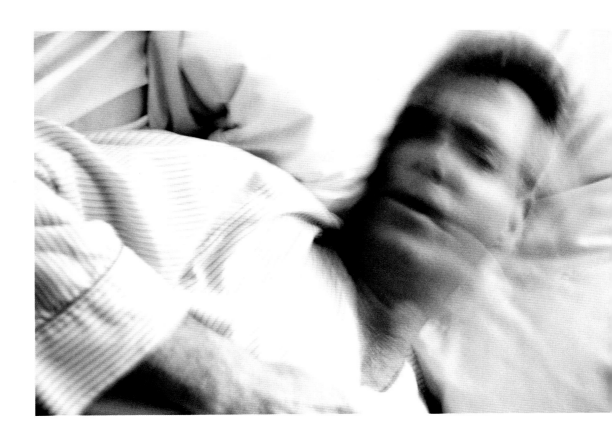

患者有睡眠问题，比如入睡困难，睡眠中断，早醒，非恢复性睡眠和睡眠质量不高（图3-4）。缺乏睡眠经常被患者感到与疼痛同样重要，抑郁、焦虑、疲劳以及身体消瘦，也易导致失眠。

对这些人来说，真正获得一个合理的睡眠时间仍然是一个不小的挑战；但是，当你的身体处于一直的紧张和不适状态时，你怎么能找到一个舒适的位置让你入睡呢？他们常常在入睡前要花几个小时不断变化位置、枕头等来找到一个合适的体位，这常常让他们感到很疲倦。一天中特别期待的睡眠时刻变成了可怕的、充满焦虑的折磨。另一些人很快就能入睡，但由于持续性的紧张和不适，他们睡后几小时就醒了，并且再也无法入睡。这种情况几乎难有任何好转，因为失眠数小时之后，当我们看闹钟，我们被无情地提醒，无形之中的压力使得再次入睡更加困难。

夜间睡眠障碍导致我们正常的生物钟被打乱，其可以加速慢性疼痛患者生活质量的恶化。另外，没有真正的恢复性睡眠容易导致累积性疲劳，使得我们更加难以完成正常的日常任务。此外，失眠也会改变我们对疼痛的感知机制，使得疼痛更强烈（Lautenbacher et al., 2006）。睡眠障碍会将患者拖到另一个破坏性的恶性循环中去，睡眠不足会导致更严重的疲劳，疲劳反过来又增加疼痛，然后会更加严重地打乱我们的睡眠（图3–5）。

睡眠不足引起的身体疲劳不可避免地伴随着情感疲劳。人睡眠不好就会经常感到沮丧，随着时间的推移，沮丧可以慢慢转变为焦虑和抑郁障碍。疼痛–失眠–抑郁三联症是慢性疼痛的一个基本特征。慢性疼痛的人必须特别注意他们的睡眠质量，因为不对可能存在的睡眠问题进行评估和治疗，是不可能正确地治疗慢性疼痛的。

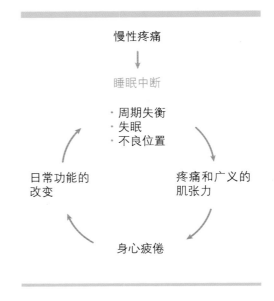

图3–4　睡眠/疼痛周期

- 饮食

大多数慢性疼痛患者提到他们的饮食习惯发生了重大的变化，并且那些变化几乎总是意味着他们的饮食质量正在下降。显然，这种情况很大程度上源自于疼痛产生的身体限制：这些人根本没有充足的体力出去购物，无法保证家中食物储存新鲜充足并准备营养均衡的可口膳食，尤其当病痛伴随着收入下降时，人们被迫在食物的数量和质量上取舍选择。随之而来的往往是对任何与食物有关的事（无论品尝或烹饪）越来越缺乏兴趣。有些人经历过明显的食欲下降，而药物的副作用（味觉丧失、便秘、腹泻）和心理困扰（抑郁）又会让情况变得更糟。此外，绕过购物和做饭困难的一个办法就是只吃现成的加工食品，尽管事实上，那些食物通常高糖、高盐、含有害脂肪。长期摄入这种高热量的食物，会导致体重增加，尤其是当人们厌倦出去吃饭或是因为他们感觉沮丧的时候。

这些变化对慢性疼痛患者的影响不可低估。食物是我们的"燃料"，是我们的身体需要的能量来源，任何偏食或低质量饮食对机体都会产生有害的后果。此外，人们常说，典型的慢性疼痛患者身体的疲劳感既有疼痛本身的原因，也有营养摄入不足的缘故。恰恰相反，由缺乏营养的高热量、低质饮食引起的肥胖会导致膝关节、腰、背等处疼痛，干扰睡眠，对患者的自尊心也会产生不良影响。所有这些影响都是负面的。营养不良的患者应对他们的疼痛会感到很困难，因为营养不足导致能量或营养摄入不足，会加重疼痛

的负担。

• 社会、家庭、夫妻关系日益恶化

慢性疼痛患者除了个人痛苦、体能下降和感到疲劳等变化之外，他们与亲人的关系和个人社交圈也会发生变化。慢性疼痛首先会影响患者参与休闲娱乐以及在愉快的场合会见朋友，因为他们没有精力，社交的机会也就迅速变得越来越少。即使，他们有幸参加，从中体会到的快乐也大不如前，因为谈话总是围绕着人的疼痛、疼痛对日常生活的影响、去看医生等内容，一段时间后，这些场合越来越少，共同讨论的话题也越来越少，最终友情因为不能适应这一新的现实而自行消逝了。

当自己的另一半正在忍受持续性疼痛时，夫妻关系到了遭受严峻考验的时刻。在日常生活中，双方有着不同的任务，如今健康的那一半需要付出两倍的努力来完成以前双方的任务，以弥补对方身体功能的下降。通常短期内，对方热情地接受了增加的工作量，但有时这也会成为夫妻双方长期冲突的原因。例如，夫妻中的一方除了工作还要照顾家

史蒂芬，35岁

几年来，史蒂芬一直患有持续性头痛。这些偏头痛可以发生在任何时间，尤其是周围有许多人时发生让人感到无能为力。许多竞相讨论的谈话引起的剧烈头痛让人无法忍受。因此，在那种场合不会发现史蒂芬的身影，他现在已经开始避免到公共场所甚至不再去参加自己家庭组织的聚会。经常缺席这些聚会，尤其是他从不参加其配偶认为是非常重要的聚会时，让她很难接受，也让他与家庭之间的关系蒙上了一层寒意。现在他再也不会像以前那样邀请其亲戚来家做客，即使偶尔他们来拜访，史蒂芬则会躲到自己的书房，以免使自己的头痛症状加重。

苏珊，51岁

苏珊患有纤维肌痛多年。她对任何身体接触（即使是轻微接触）都感觉过敏，现在她发现自己对丈夫的抚摸感觉很不舒服并认为是对她的侵犯。这导致她的丈夫不知道该如何接触她的身体，担心伤害到她或者被再次拒绝。夫妻之间的关系正在慢慢疏远，并导致双方都感到很苦恼。

庭（带孩子们去日托所和参加他们的活动，去杂货店购物，照看房子和院子以及维修汽车），他（她）可能认为，另一方应该承担做饭和日常家务，但显然不是这样的。而且他（她）还要关注自己另一半的健康状况。从长远来看，这种情况会导致夫妻关系明显恶化，特别由于疼痛是无形的，健康的伴侣可能难以理解自己另一半所遭受的身体功能限制。

疼痛对亲密的性关系也有重要的影响：触摸或简单的抚摸可能引起严重的疼痛，因此很难找到一个位置进行长时间的亲密接触。疲劳、药物、抑郁或焦虑也可导致功能障碍（失去欲望，性欲减退，阳痿），发展到最后完全消除性关系。在某些情况下，身体关系的恶化是夫妻双方疏远的前兆，缺乏交流及亲密接触，使患者感觉感情受挫，内心充满了叛逆和沮丧，而这反过来又会加重疼痛。

慢性疼痛特别残酷的后果就是社会结构的侵蚀。面对朋友离去，夫妻疏远，不能花时间带着自己的孩子游玩，患者可能会觉得自己越来越无聊和无用，因此他们试图尽可能限制与周围人的交流：他们待在家里，有时会选择把自己关到一间屋子里避免任何形式的接触。这种隔离可以导致与外面世界隔绝：他们越来越不愿意交流自己的思想和感情，对其他人越来越不感兴趣。像癌症的转移已经侵袭了人的整个机体，疼痛已经接管他们的生活各个方面。

然而，疼痛首先是对机体的折磨，疼痛患者要面对许多疼痛造成的障碍，这些障碍将阻止他们发挥其社交和专业方面的全部能力，并导致他们的生活质

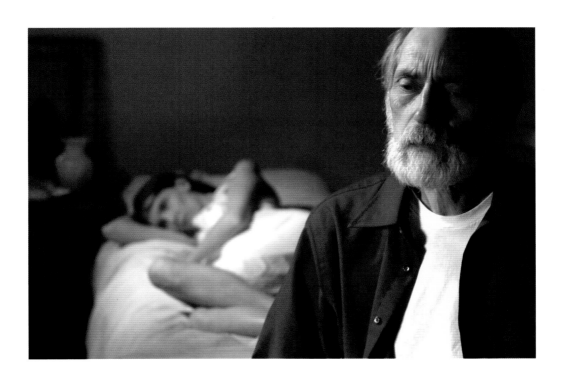

量严重恶化，自尊心受到严重的影响。这些变化并不仅仅限于那些每日面对慢性疼痛的患者；在不同程度上，所有严重的疾病对身体和情绪的平衡都有影响，并且会增加患者的负担。然而，慢性疼痛又自成一格，因为消极的情绪并不仅仅是机体障碍的后果，而是这场病痛的重要参与者，通过消极感知影响着病情发展。这些消极情绪可以变得很强大，以致能将患者拖入巨大的"漩涡"之中，一旦卷入，患者将很难从中退出。

小结

- 慢性疼痛扰乱了我们的正常生活，尤其是损害身体的能力，破坏了人与人之间的正常关系。

- 在日常生活方面，慢性疼痛所造成最大的损害就是睡眠障碍。这导致身体陷入一种恶性循环之中：疼痛影响睡眠的质量，睡眠不佳导致疲劳又会加重疼痛的症状。

- 所有这些巨变如同丧亲之痛，挑战之巨前所未有，对身心平衡和生活质量都有严重的不良影响。

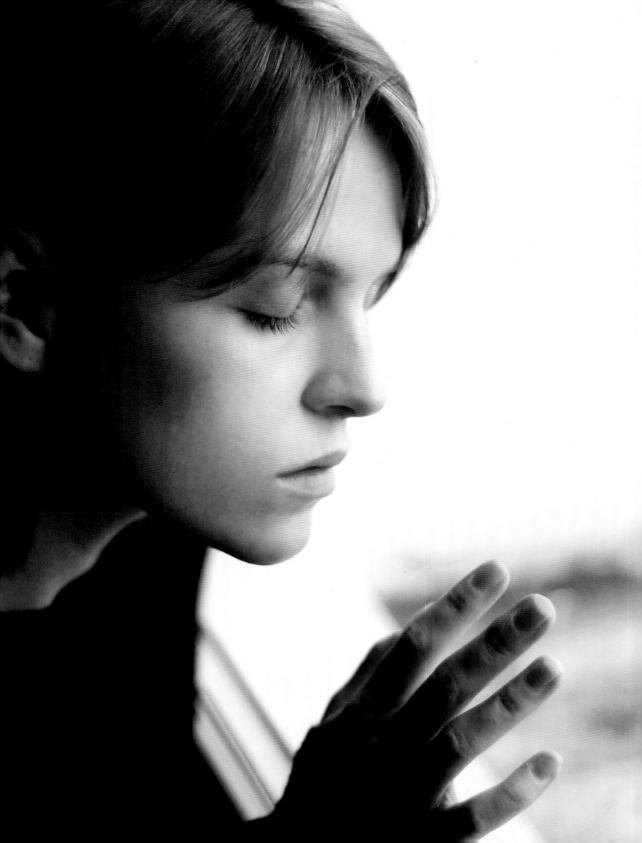

第四章

当情绪参与其中

这就是疼痛的面貌，它也会窒息，它也需要更多的空气和空间。

玛格丽特·杜拉斯

我们通常认为疾病只是对我们身体的伤害，对我们健康的影响也只局限在某一个器官或特定的生物系统功能。然而，我们的身体并不是一系列独立部分的组合体；神经细胞不断地彼此倾听并以分子信号的形式交换信息，从而能够让它们准确地"读懂"身体的整体状况。这种神经细胞的是一个非常有效的"社会网络"系统，以确保感知机体任何失衡，即使是局部失衡。我们常常忘记，大脑也是这个通信网络的一部分：

我们的思维方式、情绪或身体受强烈事件影响后的感知能力，就如同我们的神经生理过程突然中断一样，也可以引起某些疾病。身体健康是健康的思想在健康的身体上的反应，确保我们机体整体和谐运转。

慢性疼痛患者生活发生的巨大变化很好地说明了身心平衡的重要性。所有卫生专业人员工作时都要面对疼痛给患者带来的巨大的心理创伤：患者的话经常回响在他们的耳边。

心灵的窗户

从广义上来说，情绪可以被认为是环境和身体变化导致思想受影响后的一个自发转变的过程。我们的情绪时而愉快，时而悲伤，但它们总是我们内心的真实表现，因为它们就是我们对一些特殊情况具体的表现方式。因此，从一定程度上来讲，无所谓情绪的好坏，最重要的是它们是我们内心思想的真实反映。虽然它们常常被人认为是过度敏感，有时甚至被认为是软弱的标志，但实际上情绪是非常重要的，因为它们是我们心灵的窗户，是向外界传达我们内心变化的一种方式。

然而，这并不意味着，所有的情绪都有助于身心健康。在某些情况下，尤其是在慢性疼痛的情况下，情绪也可以导致痛苦，比如焦虑、悲伤或愤怒，其可以显著加重病情。因此，我们要更好地了解影响情绪的重要因素，以期减少其有害影响并切实提高疼痛患者的生活质量。

情绪是由心理和生理两方面组成的复杂的体验。一方面，利用磁共振成像进行的研究表明：大脑中有一个很特别的区域——边缘系统，其对情绪和情感方面起着主导作用（图4-1）。该边缘系统位于大脑中央，包括杏仁核、前扣带皮质和海马三部分。这三个区域与大脑的其他部分紧密相连，尤其是皮质层中负责认知能力的那一区域。

结果，边缘系统产生的情绪影响着我们的思维方式，就如同皮质层认知过程会影响我们的情绪一样。影像学检查可以清楚的显示情绪对痛感的影响情况。通过运用功能磁共振成像技术对脑部感知疼痛区域的仔细检查，研究显示，积极或消极的情绪对脑部相关区域会产生影响，会影响大脑对痛感强度的感知（Roy et al., 2009）。

另一方面，情绪对生理活动产生一定的影响，其可以直接影响一个人的行为：情绪可以导致心率增加，某些激素分泌紊乱，肌力改变。这些变化可以引起一些与情绪相关的身体症状，比如颤抖、脸色苍白或发红、面部表情、排便习惯改变等。思想，情绪和行为从而持续地相互作用和相互影响，这将对我们机体健康产生非常重要的影响。

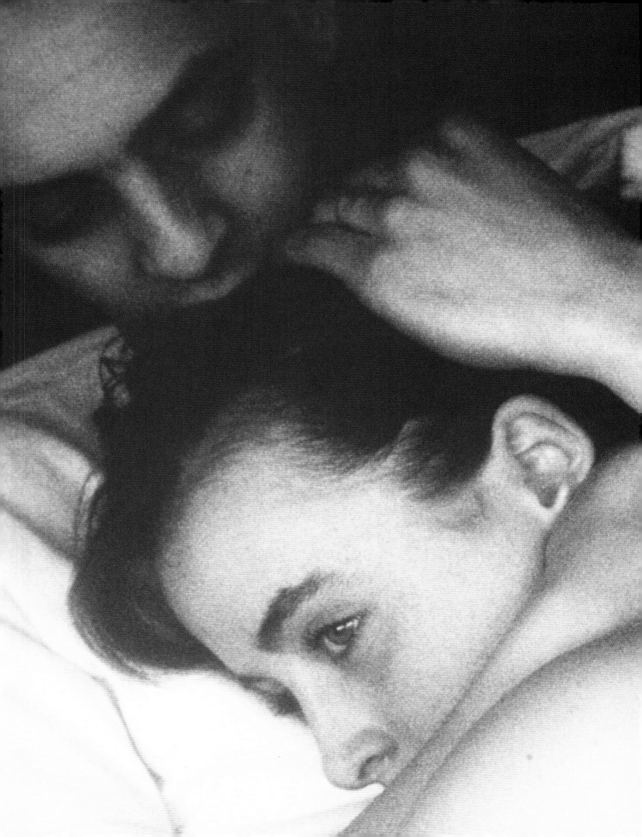

我们的思想

当我们面对一个特定的情况，我们运用自己的认知能力（观念）去评估，也是我们情绪变化和采取相关行为的主要原因（图4-2）。积极方面相互作用的经典例子就是，当我们听到自己特别喜欢的旋律时就会有快乐的想法，感到很兴奋，反过来它也会对我们的身体和行为产生好的影响（想唱歌或跳舞）。

这种影响并不是单向的，情绪和生理状态会影响我们的思想，这意味着我们的身体状况可以在很大程度上决定着我们对事件的感知程度。例如，如果一个人几天前摔断了腿，从此被疼痛和行走障碍所困扰，这时再让他听那首他喜欢的歌曲，不太可能再让他感到快乐和兴奋，就更别说鼓动他去跳舞了。

对慢性疼痛的患者来说，其思想往往是负面的，因为患者会站在疼痛的

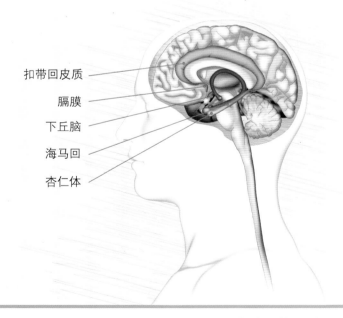

扣带回皮质
膈膜
下丘脑
海马回
杏仁体

情绪与自发行为在边缘系统中对应的位置。

图4-1　大脑边缘系统

角度根据自己躯体功能受限情况和所忍受的疼痛经历上去考虑自己的前景。慢性疼痛患者可能一醒来就会对自己说，"我还在痛，要是我能不再感受到疼痛该多好啊"，这一系列类似的想法能够理解，但却黯淡无光，似乎毫无希望，很显然其思想已经对人们的行为和情绪的产生了直接影响，并且不可避免的对他们今后要完成的一系列活动都会产生不良影响。

这些思想的影响并不容易确定。例如，有人会莫名其妙地感到悲伤，在准备餐点或深更半夜突然惊恐发作，没有任何特定的情况或假说能够解释这种焦虑。但是，在现实中，这种情况并非少见。思想源自于人们对当前境况的评价，以及自己告诉自己身边发生的事情。这些思想往往是无意识的，因此很难确定，但是它们仍旧有持久地影响个人。

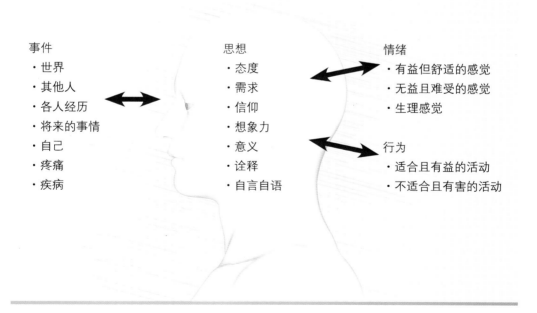

事件
· 世界
· 其他人
· 各人经历
· 将来的事情
· 自己
· 疼痛
· 疾病

思想
· 态度
· 需求
· 信仰
· 想象力
· 意义
· 诠释
· 自言自语

情绪
· 有益但舒适的感觉
· 无益且难受的感觉
· 生理感觉

行为
· 适合且有益的活动
· 不适合且有害的活动

图4-2　思想–情绪–行为三元体系

改编自：《行为与认知疗法》第一版

珍妮，29岁

珍妮害怕黑暗，一发现自己处在一个黑暗的房间中的时候，她就感到极度的恐惧。自从一次严重的车祸导致其颈背部疼痛、疲劳以及睡眠障碍以来，她就经常出现这种情况。通过与她的心理医生谈论之后，珍妮能找出她焦虑的原因，她害怕黑暗，因为她什么都看不见，不知道自己在哪里，因此她感觉失去了对自己的控制，就如同在那次车祸中一样。珍妮一直以自己的自制力自豪，根本无法想象自己失去这种能力之后会变成什么样子。

通过珍妮的例子，我们可以全面地理解思想的力量，即使其已经深深埋藏在我们的脑海深处，或者只有经过沉思之后才能意识到。这些埋藏深处的思想，指导着我们的行动和行为。从心理上讲，信念是人们自己最基本的思想，是其自己在与周围世界接触中总结出来的。有些信念扎根在童年时期，而其他

一些则是在经历创伤性事件或生活中重大转折（比如慢性疼痛）之后所形成的。在我们观察到的这种情况下，想法从根本上来说是一种负面的叙述，无非就是展示当时人们发现自己的处境是多么的困难（表4-1）。

疼痛患者对于疼痛采取的"全或无"的思想是一种典型的消极信仰：只关注不论是真实的还是想象的损失，以及对疼痛的恐惧与失望，而不考虑它积极的方面，比如朋友和家人的支持。信念也可能反映了与疼痛和不适相关的潜在危险，包括在疼痛中找不到自己的信念，感觉疼痛加重或再次受到伤害，不得不放弃自己的职业，或者被周围的人拒绝或抛弃。

因此，与其说是疼痛触发了我们的情绪，倒不如说是我们自己的思想有意识或无意识告诉自己疼痛。事实上，一些研究表明，这种情绪和思想的相互作用是疼痛感知个体化差异背后的主要原因，也是疼痛改变人们生活方式的主要途径。慢性疼痛是一种复杂的症状，我们的情绪和认知过程可以影响大脑对其的诠释。因此，成功适应疼痛意味着我

表4-1 思想和基本信念的例子

每日的想法，经常出现（有意或无意）	基本信念（源自于每日的想法）
我甚至不能使用吸尘器——我到底还能做什么呢？	我是个无用的人。
我做的任何事情都无益于控制我的疼痛。	我是一个无能的人。
我再也不能滑冰了；这曾是我生活的全部。	我再也不能做任何有意义的事情了。
疼痛控制了我全部的生活。	我的人生完了。
我再也无法去看我的孩子踢足球了。	我再也不是一个好妈妈了。
我没有任何有趣的事情与大家分享，因为我没有做任何事情。	我不是我自己，我是个没有价值的人。

们找到一种方式来调节自我对话时的"内心低语"——告诉自己面对困境时我们该采取什么态度，并不断加强这种正面反馈。

坐过山车

在生活中痛苦的时刻，比如亲人离去、离婚、疾病、职场失意等，人们对慢性疼痛的反应和情绪有很大不同，这主要取决于事件已经发生了多长时间。虽然每一种痛苦的经历取决于个体和不同的社会文化背景，但是所有的情绪和认知反应仍然可以分为两个主要阶段，都对人们如何感知疼痛以及如何控制其对他们生活的影响都有绝对的作用（图4-3）。在第一个或称"下降"的阶段，由于生活质量的下降以及慢性疼痛引起的困难，慢性疼痛患者都经历了情绪剧烈的变化。除了最初的震惊（在暴力创伤的情况下往往最严重），这一阶段往往伴随着恐惧、愤怒、羞愧、内疚和焦虑，而所有这些情绪都会让人感到悲伤和绝望，进而慢慢发展成为抑郁症。反过来，这些情绪影响也影响着慢性疼痛患者的思想，影响他们处理苦难

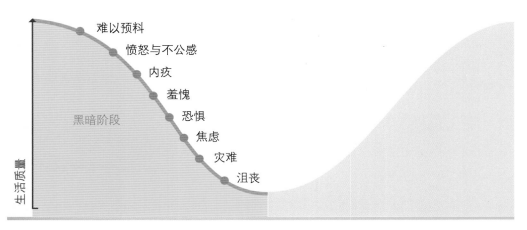

图4-3　慢性疼痛引起的情绪变化曲线

处境时的能力。

然而这种"黑暗阶段"是不可避免的。在下面的章节中，我们将详细讨论慢性疼痛患者如果对疼痛采取不同的态度，是完全可以获得一个高质量生活的。首先，我们不仅需要依靠药物治疗，而且需要改变我们对疼痛的感知。正常情况下，人们都能很好地掌控自己的心理和情感，为此，我们必须了解慢性疼痛对人们心理和情感的防御系统的破坏程度，以及给人们带来的不安全感。这些不安全感可以转变成一种毁灭性的力量，并逐渐成为生活的中心。

情绪——慢性疼痛的伴随者

慢性疼痛患者经常体验到的情绪有：难以预料，愤怒和不公平感，内疚，羞耻，恐惧，焦虑，大祸临头感，抑郁。

• 难以预料

不幸的事情往往没有任何警示就降临到我们身上，迫使我们迅速作出反应以应对它们造成的动荡。痛苦也不例外：无论是精神还是肉体上受到伤害，疼痛总是作为一个冲击突然发生，剧烈地改变着机体及其与外界的关系。在这种情况下，我们的第一反应就是尽快去看医生治疗，缓解疼痛症状。在这个阶段，我们绝对不相信这种症状不会被控制。当最初治疗效果不明显时，疼痛在接下来的几个星期或几个月的时间里一直持续或变得更剧烈，我们的怀疑也逐渐转变为忧虑担心，这种强有力的情绪会完全改变人们的生活及其与周围人们交流的方式。但并非每个患者的情绪都经历一样的变化，有些人感觉可能比其他人强烈。例如，一个人会对疼痛的出现自始至终感到很愤怒，直至陷入绝望，虽然他们完全没有必要感到绝望；而对于其他人来说，可能最主要的是感到恐惧以及围绕恐惧产生的一些情绪变化。

• 愤怒与不公感

由于快速缓解疼痛的希望在随后几个月的破灭，人们对疼痛仍旧存在而各种治疗无明显效果感到非常失望。随着时间的推移，这些失望情绪慢慢积累逐渐转变成愤怒。例如，在回顾引发疼痛的意外发生时，在排队看保健医生时，在自己不知道如何处理疼痛或忽略某些

迹象时，人们甚至变得充满敌意，富有攻击性，对一些无害或者不重要的情况反应过度。所有这些愤怒的形式表明情况在继续恶化，可能危及到日常生活和未来计划——旅行、退休等。

"为什么是我？"这是慢性疼痛患者经历生活巨大变化之后内心最大的困惑。大多数时候，这种不公感正是遭受严重痛苦、反抗疼痛和命运的表现。这是在短期内的正常反应，但它如果持续得太久也会转变成一种不健康的思想。

约翰，59岁

约翰是一名有20多年工龄的建筑工人，有一次他被没有存放得当的工具绊倒，伤了自己的腿。当时，他独自一人无法移动，直到30分钟后才有一个同事发现并帮助他。此后，由于他的腿受伤严重，他不得不放弃工作，但他对那些没有摆放好工具的同事感到很生气。他的愤怒，让他很难适应目前新的处境：约翰相信这件事故不应该发生，他偏偏是唯一的受害者。

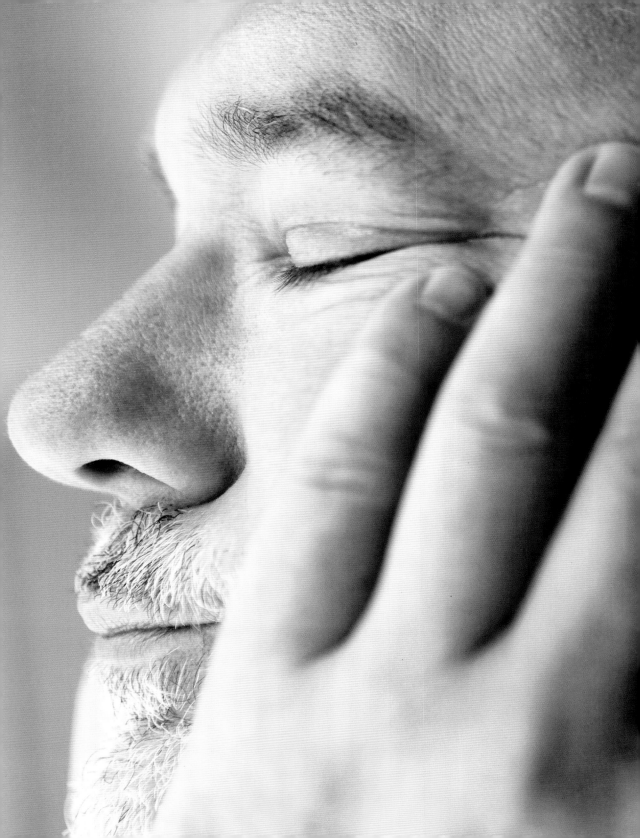

- **内疚**

虽然引起慢性疼痛的发病因素通常很难控制，但慢性疼痛患者对自己的处境及对周围人的影响感到很内疚。不知不觉他们就成了周围人们关注的中心，对于自己的家人及朋友为适应他们的健康状况而做出的改变，他们经常感到内疚——自己配偶的责任增加了，陪孩子一起玩的时间大大减少，由于对疼痛危机充满了恐惧，甚至连外出游玩或休假也被迫取消。

- **羞愧**

学习与虚弱身体共处是很难的一件事情。对于一些人来说，这个问题常常让他们感到非常尴尬和羞愧。在现代社会文化背景下，能力与自我实现已成为个人和社会评价成功与否的基本价值观，特别是当人们评判别人是看他们能干什么而不是看他们人品如何时，这种羞愧感觉可能还会增加。例如，在这种背景下，慢性疼痛患者失去他们的工作之后，常常感到被边缘化，失去自尊，对无法像以前那样为自己的家庭和社会贡献自己的力量而感到羞愧。药物依赖，残疾或依靠社会保障金以及慈善会提供基本生活用品等因素都让他们倍感羞愧，感觉自己不再依靠自己的能力生活，并且要生活在社会的边缘。

- **恐惧**

恐惧是完全可以理解的疼痛患者反应。然而，当疼痛患者过分恐惧时，恐惧就会接管患者的身体并打破身心的平衡，使患者将疼痛视为他们关注的要点。恐惧将会占据生活的中心，严重影响到人们思考方式以及如何与周围环境相适应。这种不健康的控制方式将会使慢性疼痛从生理和心理角度上产生更大的影响。

运动恐惧症是慢性疼痛患者最主要的恐惧，特别是肌肉骨骼系统疼痛。这种恐惧使人避免活动，而不是为测试自己功能进行活动（有可能是很简单的活动）；他们为保持不活动而给自己找各种理由，没有意识到自己不活动其实就是害怕自己再次受伤或者是疼痛症状加剧。因此，在许多情况下，与其说是预想的那种疼痛使人们不敢活动，倒不如说是患者害怕再次受伤而不敢活动。

这种对运动的恐惧在短期内往往可以使患者感觉很好，尤其是在某种程度上，也证实了减少运动对疾病的作用。由于慢性疼痛患者越来越不愿意活动，他们测试自己身体状况并发现与某些特定活动相关的活动机会也越来越少，进而导致这种行为很难被扭转。例如，为了避免再次疼痛，人们停止某些任务和家务，甚至可能停止参与一些他们非常喜欢的活动（逛公园、林间散步）。然而这些活动并不一定会引起疼痛，或者引起的疼痛可以忍受，所以我们要让自己的机体逐渐适应疼痛。随着时间的推移，运动恐惧症逐渐成为潜移默化的意识，避免任何可能增加自己疼痛的境况，尽管只是一些体育活动。

从长远来看，这种行为对身体是很有害的。当我们很少锻炼自己的肌肉时，它们就会萎缩，并且越来越无法满足自己的基本功能。随着时间的推移，这种肌肉结构的失调，导致肌肉无力

保罗，27岁

保罗在滑雪时跌倒，导致自己的膝盖严重受伤。几次手术和理疗后，他开始对自己的病情听天由命，更糟糕的是，他放弃了滑雪。以前的他是个非常活跃的"大块头"，但从那次受伤之后他认为自己已经不适合运动，于是就停止了自己大部分的日常活动。保罗没有意识到这点，但事实的真相就是他吓坏了。他担心自己的膝盖再次受伤，使自己更加疼痛。他的忧虑也是完全正常的，但它阻止了他实现自己的人生目标和重新开始一个更加动感的生活方式，即使他不能像出事前那样激烈运动。

和僵硬，反过来又会导致疼痛增加。最终，患者的身体被"卡"在一个恶性疼痛循环中，疼痛限制了我们机体的功能，导致机体运动减少，反过来机体运动减少又使疼痛症状加重（图4-4）。

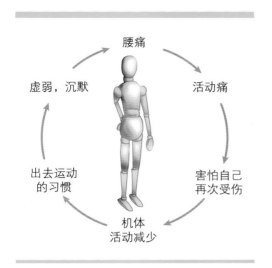

图4-4　恐惧引起的疼痛和功能障碍

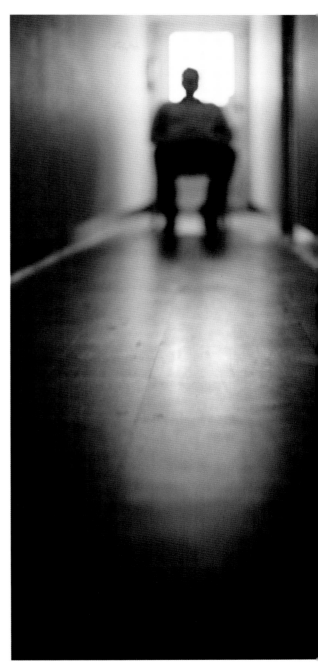

● **焦虑**

恐惧是我们对当前危险真实的反应，恰恰相反，焦虑是我们对未来不好事件预测引起的反应。焦虑是一种感觉，是在困难情况下，对我们的思维方式、自信心以及适当处理能力的评估。在慢性疼痛的情况下，这种思维方式和信心受到严峻的考验都是正常的，人们由于病情的变化逐渐焦虑也是正常的。这种焦虑是最首要的一种情绪状态，但它也可以导致非常令人不安的身体症状（心悸，出汗，颤抖，头晕，眼花，潮

惊恐发作

有些人担心惊恐发作导致的一系列身体症状和思想改变或许会加重恐慌和焦虑。精神疾病诊断与统计手册（DSM-IV）将恐惧症定义为强烈的有意识或无意识的恐惧或身体不适的离散时期，满足以下四项（或更多）症状，恐惧症在10分钟内就会发作。

1. 心悸，心慌，心跳加速

2. 焦虑

3. 发抖或战栗

4. 呼吸急促或呼吸不畅感

5. 窒息感

6. 胸痛或不舒服，就像一个重物压在自己胸膛

7. 恶心，腹部或肠道窘迫症

8. 眩晕，下肢不稳，眼花

9. 失实症（不真实感）或人格解体（感觉好像看到自己正在从身体中分离）

10. 害怕失去控制或变疯

11. 怕死

12. 四肢麻木或刺痛感（手指，脚趾，手，脚）

13. 发冷或潮热

惊恐刺激同时伴随以上这些症状可能迅速引起惊恐发作，没有任何一个明显的原因能够解释这些机体的反应。在其他情况下，它可以通过一个非常具体的事件触发。例如，那些患有广场恐惧症的人们害怕无法从公共场所逃脱，导致惊恐症发作，从中长期角度来看，这可以极大的限制患者外出并让其逐渐退出与外界的接触。

热），在某些情况下会以恐惧症突然发作的形式出现。因此，焦虑是情感和身体功能之间密切联系的很有说服力的例子。

创伤可能是周围性疼痛发作的原因，并导致患者产生严重的焦虑障碍如创伤后应激障碍（PTSD）。但是焦虑并不仅仅是由外伤导致的。它可以达到与多种疼痛不相称的水平，使患者无法针对问题采取有效的方法，并使患者无法借鉴其内在资源找到任何应对措施。这种极端的焦虑经常在疼痛已经成为其关注中心的患者身上见到，疼痛已经完全渗透到他们思想和情感的方方面面。

过多的关注意味着患者将看到的任何情况都视为一种威胁。焦虑达到极高的水平时，患者不断地想象可能发生的最糟糕的情况，同时也可以让其获得灾难倾向。这种焦虑增加疼痛的强度，使治疗效果较差甚至根本无效。

• 感到大祸临头

灾难性思想，或感觉大祸临头，是关于思想影响疼痛感知的最好证明。

杰森，42岁

一个冬天的晚上，杰森在一个积满大雪的高速公路上行驶时车打滑，导致其头部猛烈撞击到方向盘上。当抢救人员发现他时，他的脚卡在踏板里，杰森自诉感到脚上、背部和颈部有灼痛。8个月后，背部剧烈疼痛仍然让他无法正常行走，这让他感到非常害怕。自从事故以后，他再也没有开过车，当坐在别人的车里或者出去散步的时候他都非常小心。他经常做有关那次事故的噩梦，当他听到救护车的警笛时他变得紧张，开始出汗，感觉不安。对死亡的恐惧又重新回来困扰他，尤其是怕再也见不到自己的两个孩子。他的伴侣注意到他开始疏远自己的家人，隔离自己，并很少参加家庭活动。虽然杰森每日都在考虑那次事故，但他不喜欢谈论自己发生了什么事。每一次疼痛都让他想起那场事故和从此以后自己生活发生的变化。现在因不断地陷入严重焦虑，杰森不再能独自应对。他需要寻求专业的帮助。

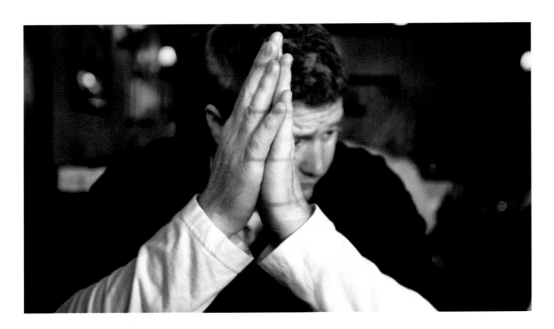

创伤后应激障碍症

　　创伤后应激障碍（PTSD）是焦虑常见的一种严重形式，主要见于经历或看到过包括死亡威胁或严重伤害（重大事故，殴打，强奸，战争，种族灭绝）的创伤性事件，并因此产生强烈的恐惧和无助感的人。这些人由于对该事件的回忆（倒叙或梦魇）引发严重的焦虑，干扰到日常生活，引起逃避行为和情绪控制问题（内向、迟钝），以及一些情绪障碍（易怒，注意力集中障碍）。在某些情况下，这些症状都伴随着焦虑带来的典型身体反应，比如：烦躁不安、心悸、恶心、头痛。

　　创伤的负面记忆通过让人撤回到自己和激发自己的躲避行为使疼痛更强烈。至于疼痛，这可能是对机体外伤的周围境况的警示，就像是损失了自己心爱的人或者丧失了自己的部分机体能力（比如截肢），因此产生心理压力，使情况变得更糟。

这在慢性疼痛患者身上很常见。灾难性思想使人总是从悲观角度看待事情，并因此对可能引发的可怕后果担心不已。1995年，迈克尔沙利文博士和他的同事们将这种思维为三个不同的但相互关联的部分。

沉思是人们只注意到疼痛却不能控制他们经常性的思想的阶段："我无法不考虑它的伤害有多大。"

放大是人们倾向于夸大疼痛不好的一面以及预期的不良后果："我担心有些严重的事情要发生。"

无助是人们对自己和通过医疗资源控制病情信心的严重丧失阶段。"没有什么可以减轻我的疼痛。"作为一个影响因素，当一个灾难性的思想出现时及时发现是很重要的，比如沮丧，其与慢性疼痛患者生活质量恶化有着密切的关系。针对几种不同类型的慢性疼痛的研究表明，陷入灾难性思想的患者夸大了他们疼痛的强度，这种患者残疾和丧失工作能力的风险更大，并且对医疗效果反应差(Adams et al., 2007)。

这种负面反馈循环主要是由灾

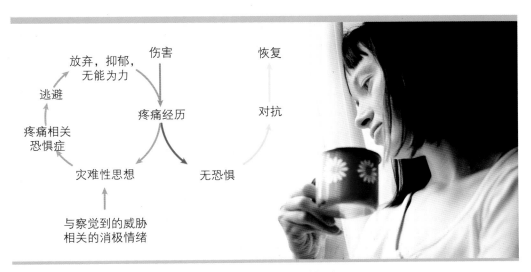

图4-5　躲避恐惧模型

源自：Vlaeyen and Linton, 2000

难性思维为主形成的恐惧引起的（图4-5）。直面疼痛的人是坚信能够找到解决方案的现实乐观主义者，他们紧紧地遵循着治疗方案，并且不将疼痛视为一种危险，而是作为一个他们可以克服的考验，这样的患者取得较好恢复和保持高质量生活的概率要比其他患者高许多。相反，把疼痛解释为一个灾难性后果，这种负面的评价是疼痛相关恐惧症的前驱，并夸大疼痛的强度。这将引起患者避免或逃避任何活动的行为，由这种行为引起的情绪（易怒，沮丧，抑郁）和机体（无能，残疾）变化反过来又对灾难性思维产生一定的影响。

• 沮丧

人们在应对持续性疼痛时，常常感到他们已经失去了对自己生活的控制，并眼睁睁地看着它悄悄流逝而自己却无能为力。当他们感到孤独、被抛弃时，当甚至医师也无法找到确切的治疗方法时，这种无助的感觉尤为强烈。不断对抗疼痛却没有什么效果（哪怕是暂时性效果）让他们灰心丧气，他们对自己目前的情形感到非常难过，无法看到未来

表4-1 抑郁症的三组影响因素

情感上
- 失去乐趣
- 悲伤
- 沮丧
- 绝望
- 无力

行为上
- 失去动力
- 没有胃口
- 睡眠障碍/失眠
- 烦躁不安
- 哭泣
- 疲劳
- 体重增加/减轻

感知上（思想上）
- 集中或关注的问题
- 灰心丧气
- 失败感
- 内疚感
- 失望
- 自杀念头
- 优柔寡断
- 自尊下降

的光明，无法利用自己的资源来控制接管自己生命的疼痛（表4-1）。这些沮丧的时刻可能是短暂的：由于慢性疼痛是一种身体上和心理上都能感觉到的痛苦，随着时间的推移感到情绪低落也是很正常的。然而，当它们占据很长一段时间，这些悲伤的时刻可以造成很大的困扰——变成抑郁症，有时还会相当严重。

就像其他心理障碍，抑郁症仍然是一种公众知之甚少陌生疾病，大多数人将其视为一种轻微的情绪障碍，并认为可以通过简单的"想一些别的事情"来克服抑郁症。事实上，抑郁症是一种严

疼痛引发自杀念头

海伦是一位70岁的老年人，20年前她从楼梯上摔下来，从此一直患有肩关节疼痛，几年前不知什么原因症状加重，日常生活更加困难，如今她被肩关节疼痛折磨得感到身心疲惫。她认为继续忍受疼痛地生活下去已经没有任何意义，她也觉得没有力气继续生活下去，因此她想结束自己的生命。她不仅感到悲哀，而且同时她也感到自己的自主性减弱，需要她的爱人来帮助她去完成一些活动。尽管她在一生中克服过许多障碍，但她不知道如何克服这种障碍，这也让她感到很沮丧和羞愧。当她上床睡觉时，她希望她第二天早上不会醒来。

许多慢性疼痛的人都曾经有结束自己的生命的想法。对大部分人来说，这些想法都是被动的，也就是说，他们没有具体的实施计划。这些人并不是真的想死，他们主要是不想再忍受疼痛。这些思想也说明他们日复一日都要承受那难以忍受的疼痛。大多数人将自杀看成是解决日常所有不幸的方法，而不仅仅为摆脱疼痛；他们已经耗尽了自己的资源，感到被社会和他们的家庭排斥，并且再也找不到继续活着的理由。他们只有自杀。

然而，正如我们将要在第六章中看到的，目前有几种缓解疼痛的方案。

情绪过程

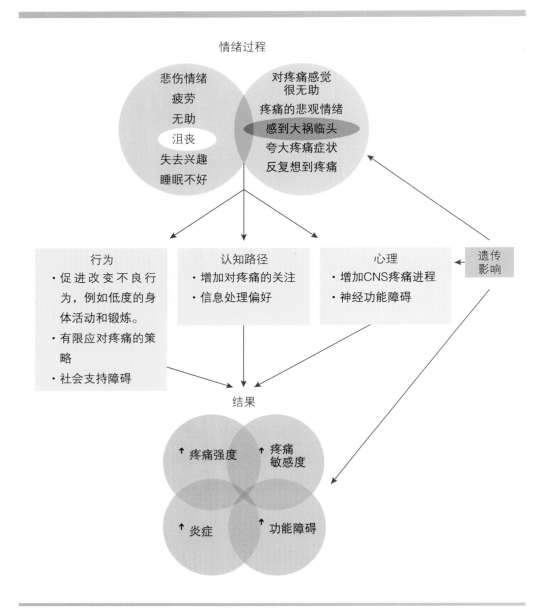

图4-6 沮丧和灾难性思想对慢性疼痛的影响

原自：Edwards et al., 2011

重的神经电生理紊乱，由某些参与情绪稳定的神经递质水平失衡造成的，它必须尽快给予诊治以防止病情加剧。

抑郁症通常与慢性疼痛密切相关，患有慢性疼痛的人群中有抑郁症的人数是普通人群的2倍，大约32%的女性和22%男性慢性疼痛患者表现有抑郁症状；这些症状的严重性取决于几个因素，比如疼痛的类型、强度、持续时间、患者可用的个人资源以及其他一些在疼痛发生之前、之后的一些生活因素（加拿大统计，2000年~2001年）。有时抑郁也会引发疼痛，仿佛身体是其内心痛苦的变现形式，但在大多数情况下，它是慢性疼痛的后果。

"生命力量的总损失"意思是人们失去了生活的自信和自尊，对在他们日常生活中发生的事感到很疲倦，沉湎于过去的事件，并且情不自禁地对目前和将来的状况抱有悲观的观点。

对慢性疼痛患者来说，抑郁对身心健康都能造成严重损害。抑郁症的负面影响主要依靠阻断由大脑控制的下行通路从而影响机体对疼痛的感知。抑郁的慢性疼痛患者接受治疗（物理、医学和药理学）的反应较差，因为他们难以被"自己掌握命运"所激励，也难以充分理解为了妥善治疗疼痛他们要采取哪些具体措施。同时，抑郁加剧了他们由疼痛而产生的无助与绝望，患者经常发展出非常可怜的自尊心，只从痛苦、依赖和残疾的视角看待自己。在最严重的情况下，抑郁症触发更黑暗的想法：生命不再有意义，患者可能考虑用自杀来结束痛苦（见93页）。

灾难性思想和沮丧感是思想和情绪在适应慢性疼痛过程中产生的巨大影响的显著例子。通过深刻地扰乱正常的情绪过程，这两种病理状态引起一系列态度、思维甚至一些生理系统的改变。在疼痛方面，其不仅影响疼痛的强度（增加炎症，过敏反应），还对人们生活产生了一定的影响（残障）（图4-6）。

了解疼痛机制、制订应对策略并且借助外界帮助等都可以帮助人们改变他们的不良情绪、思想及行为，从而更好地适应慢性疼痛。目前，我们还没有针对个人疼痛有效的通用处方，但近几十年一些医生、心理学家和其他健康专业人士进行了相关研究，已经能够确定相关参数显著缓解疼痛。为了更好地适应慢性疼痛，我们要拓宽我们的视野，学习近几年获得的全部相关知识，找到与这种疾病对抗的最佳方法。让我们从绝对起到至关重要作用的止痛药开始。

小结

- 愤怒、内疚、羞愧和恐惧等情绪严重影响慢性疼痛的生活质量。

- 慢性疼痛引起思想和行为上的改变，反过来思想和行为上的改变，可能会大大增加疼痛的感知和强度。

- 慢性疼痛患者最常见的心理诊断结果就是各种形式的焦虑和抑郁。

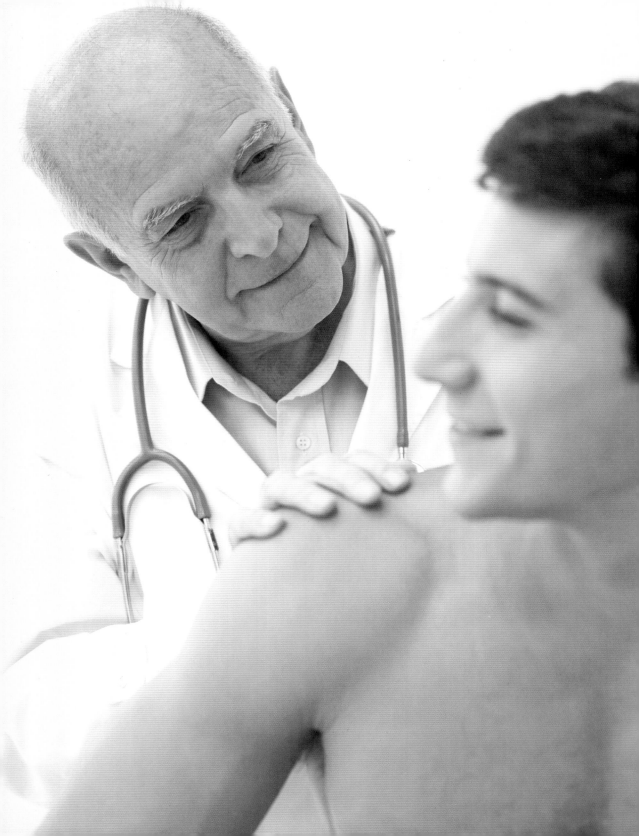

第五章

治疗挑战——药物治疗

本章节与戴维·卢西尔博士合作完成

有时治愈，常常减缓，总是安慰。
（本医学格言出自于十六世纪的外科医生巴雷）

在不停地寻找治愈或至少减轻疼痛的过程中，人们发现一系列的植物都有治疗作用（见102页）。这些来源于植物具有解痛作用的"医药箱"在提高人们生活质量上发挥了重大作用，至今其在对疼痛的医学治疗方法上占有很大的影响。事实上，药物如阿司匹林或阿片类药物都来源于吗啡，目前大多数缓解疼痛的药物分子都是在几千年前就发现具有镇痛作用的植物中提取出来的。

复杂、理想的治疗

对于生活在现代工业化社会的人们来说，让他们不得不忍受疼痛似乎是不可理解的。今天我们拥有特殊的生活条件和前所未有的舒适感，这些仅仅在几十年前都是不可想象的。现代医学具有很多优点，能够缓解和治疗越来越多的疾病，同时也有助于患者生活质量的提高。虽然疼痛仍然是现代生活的一个不可回避的现实，我们通常认为其与焦虑有关，但我们已获得很多医学治疗方法来防止或减少其对我们生活的影响。除非表明其为外伤或急性疾病（阑尾炎，心脏病发作）导致，否则疼痛就是一个从来都没有阳性指标的症状；它导致的消极和焦虑是我们试图利用掌握的所有的医学技术手段治疗时令人深思的经历。

然而，现代社会中的慢性疼痛的患病率提醒我们战争远未赢取胜利，相反，我们正在面临着挑战性障碍。一方面，疼痛是一种极其复杂的生理过程，其治疗可能会产生不同的效果。另一方面，这是一种主观的感觉，人与人之间有很大不同；最复杂的事情就是医学界如何确定最适合减轻患者疼痛的药物剂量，同时又不引起严重的副作用。尽管近年来医学已经取得了相当大的进步，但治疗疼痛仍然是采用以前的方式治疗，导致有相当数量的患者不合理的身体和心理压力。2010年在蒙特利尔的会议中，在全球129个国家拥有7500名成员的国际疼痛协会（IASP）针对这一发表声明，重申了给予人类疼痛适当的治疗是人类的基本权利，并且对于疼痛者要给予一种绝对的医疗优先

权。目前，在这方面已经取得了一些进展。例如，已经出台了相关措施提出要更好地培训卫生学专业人员如何处理疼痛，这一举措产生了令人非常振奋的结果，所有医疗专业人员都从中直接受益。

疼痛治疗

虽然有效治疗慢性疼痛仍面临着许多困难，但医疗人员对于这种疾病也不是完全没有治疗办法。在许多情况下，使用药物基本上还是可以减轻疼痛的强度的，一些侵入性操作如注射、植入异物或更具体的外科手术方法都是疼痛治疗中的一个重要组成部分。医学干预在减轻一些疼痛后遗症（失眠，食欲缺乏，抑郁症）方面也起着主导作用，从而使患者在掌握控制疼痛的基本技能之前给予喘息的机会。

慢性疼痛治疗的最终目标是提高疼痛患者的生活质量。为了做到这一点，必须准确评估疼痛的强度，从而在药物、医技、生理和心理等治疗方面为患者提供最佳的治疗。

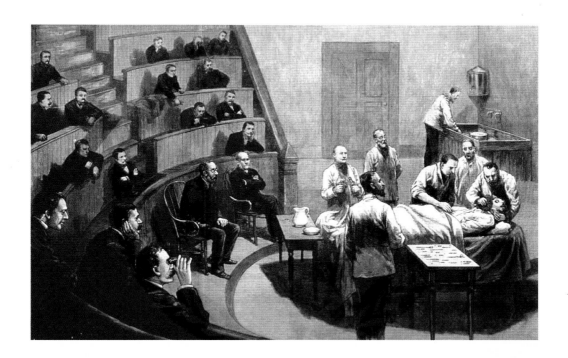

无痛术

过去很多手术过程，不论是截肢还是消除恶性肿瘤或治疗牙痛，除了偶尔使用一些曼陀罗草之类的植物药之外，不进行任何麻醉处理。历史上不乏一些进行以上手术的患者在手术过程中疼痛得尖叫，并且同时需要几个强壮男子协助的故事。对于医生来说，他们的无私工作主要就是解除患者身上的疾病，如果他们希望救治这种患者，那么疼痛将是一个不可避免的后果。这种对疼痛的无能为力很大程度上是由于缺乏真正的麻醉剂，鸦片是危险的，因为高剂量可导致死亡；酒精作用由于患者的个体差异无法预知其具体效果；低温对于一些侵入性手术也不是非常有用。直到十九世纪初期，随着对疼痛患者越来越多的关注，加速了新的麻醉剂研发工作，最终在1846年成功将乙醚用于麻醉。

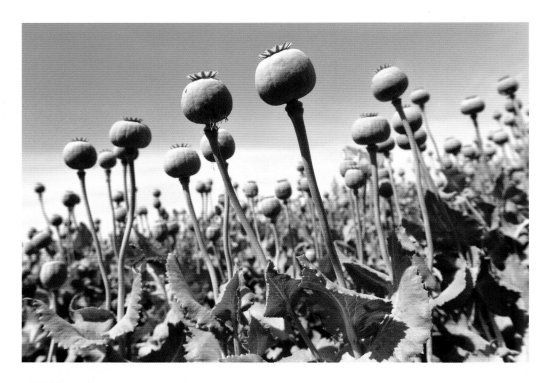

植物医生

在过去几个世纪中发现的许多药用植物中，有三种特别具有镇痛特性。

鸦片

罂粟（罂粟花）在欧洲已经有至少7 000年的种植的历史，其种子中含有蛋白质和油。但毫无疑问，其镇痛特性很快就被人们注意到，尤其是古希腊人，他们从罂粟花上收取汁液，然后用于麻醉镇痛，其效果被形象的称为opios。这种汁液里面包含有约40种生物碱，含量最丰富的是吗啡(10%~15%)、罂粟碱(4%~5%)和可待因(1%~3%)。这些分子在预防罂粟捕食者方面发挥了关键作用。罂粟碱是镇痛作用最强的植物分子，主要是由于它们能模仿影响中枢神经系统中的内啡肽从而发挥镇痛作用。鉴于鸦片强大的镇痛作用，从最简单的不适，到严重的头痛，其都具有良好的治疗效果。鸦片的主要组成部分吗啡，现在仍然是照顾严重疼痛患者基本药物之一。

柳树

柳树是治疗疼痛和发烧最古老的疗法之一。7 000年前就在美索不达米亚以及在埃及最古老的医学专著中都提到过柳树，希波克拉底（公元前460年–377年）将白柳的树皮（Salix alba）视为镇痛的崇高之物，推荐用于分娩过程，以及其他一些过程中。北美洲印第安人也用由褐色柳树皮和根煎剂（柳变色）作为一种多用途的镇痛药。

1897年，德国化学家Felix Hoffmann 在拜耳公司从柳树皮中提取活性成分，成功合成了乙酰水杨酸，制成阿司匹林，并成了我们日常生活的一部分。其在实验室建立了第一个分子药物，阿司匹林在制药行业发展过程中起到了非常关键的作用。是的，毫无疑问，阿司匹林是历史上最成功的药物。目前每秒钟全世界就会生产并消费3 000片阿司匹林，一年大约消费800亿片。

大麻

大麻可能原产于亚洲中部，其是一种木本植物，已经作为制绳和布的来源使用了几千年。我认为公元前2 000年中国首先使用大麻治疗各种头痛。此外，大麻的致幻性也引起人们的注意，大多数古代人对大麻引起的心理快感象征着神秘的魔法。时至今日，大麻在世界某些地区文化传统中仍然是必不可少的，尤其是印度和牙买加，并且大麻是最常见的娱乐性药物，已经有近2 000万人服用。

直到1964年，拉斐尔梅舒朗才将大麻中的活性成分分离出来，其Δ9–四氢大麻酚，俗称THC。THC的镇痛作用主要来自于特定的受体结合，减少头痛的神经冲动传导至脊髓和脑干。

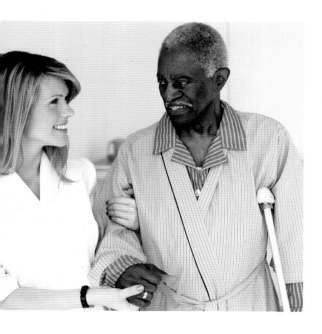

疼痛评估

为了充分鉴别哪些疼痛患者需要药物治疗、侵入性的干预措施和非药物治疗，我们必须要对疼痛和它的各个组成部分进行正确的评估。医疗专业人员、医生、护士、心理学家、理疗师、职业治疗师或其他人只有在充分了解了患者的详细信息之后才能采取最有效的治疗方法。

对人的评估

不用说，你不能仅对患者的疼痛进行评估而忽视患者的整体情况；根据定义，每一种疼痛是不一样的，因为每个人对它的感知不同。整天与疼痛为伴的人对自己的疼痛最清楚，他们的描述必然是评估过程的起点。然而对患者来说，述说自己的痛苦并描述它对身体和情绪的影响是一个艰巨的任务，他们往往不太喜欢述说他们每天日常生活中的疼痛，因为述说容易将自己拉回原来的试图逃避的境况。因此，给予患者充分的时间和鼓励，使他们尽可能在日常经验的基础上自由表达自己的思想和情绪相当重要。

将要评估的方面

疼痛的位置　第一步是准确确定疼痛的部位。哪里是真正疼痛的部位，其在哪里开始又将去往何处？比如，一个人可能有腰背部疼痛，局部疼痛或疼痛放射到一条腿甚至两条腿；根据患者的情况，我们给出的诊断可能也是不同的，给出的治疗方案自然也就有区别了。如果全身有不止一个疼痛的部位，我们可以用疼痛在身体上的"映射"创建一个确切的总体情况。

疼痛的强度　为了有效地治疗疼痛，知道疼痛的强度是绝对必要的。由于没有任何仪器能够测量疼痛，我们用从0~10的数值范围来表示疼痛的强度，其中0表示没有疼痛，10表示可以想象的最严重的疼痛，这种疼痛强度测量目前被广泛应用。当然，这种测量不精确，但它仍然是获得关于患者曾经所经历的或现在所经历的疼痛强度所必不可少的。

疼痛强度的影响因素　疼痛的强度有很大的不同，这主要取决于一天的时间、进行的活动、温度、应力水平等。这些因素对于确定最有可能减轻疼痛的治疗条件来说至关重要。

疼痛的破坏性质　测量疼痛在情感上的强度主要使用的是类似于一个用于测量其强度的数值尺度。询问患者"疼痛到什么程度"，然后让其在0~10范围之间进行标注，"你的疼痛困扰你吗？"根据患者独自感受的疼痛强度，反应可能有很大的变化。例如，一个人可能在疼痛强度为7时就难以忍受，而在强度为5时期身体功能就开始出现功能障碍；相反，有时在疼痛强度为4时就难以忍受，而疼痛强度为8时才会出现功能障碍。

疼痛的描述　患者用语言来描述自己的疼痛是非常重要的，罗纳德教授创制了一项调查问卷——麦吉尔疼痛，他在里面列出一系列的词和形容词描述疼痛。这些有助于诊断，是由于疼痛或刺痛引起的麻木与由于迟钝或抽搐性疼痛引起的麻木的原因是不相同的。

评估疼痛和情绪对日常生活的影响

- 机体功能水平　要通过一系列尝试来确定疼痛对我们日常工作、家务、休闲活动的影响。正如我们在第三章中看到，疼痛对患者生活的各个方面都有影响，因此我们必须要对这些影响进行评估。

- 情绪状态　患者正在经历一段怎样的情感？患者感觉如何？引起患者疼痛的原因是什么？触发疼痛前后的应力水平如何？

- 睡眠质量，营养和体育锻炼　由于这些方面受到疼痛的影响，疼痛可以影响患者的知觉，甚至改变治疗的效果，因此这些方面必须予以考虑。

表5-1　麦吉尔疼痛问卷：文字描述的疼痛

这组词用于描述每一种痛苦。这些词中有些可以对应于你现在感受到的疼痛。请找出那些（每组一个）最能描述你疼痛的词。若一组词语中没有任何一个能描述你的疼痛，则不选。

1. ☐ 时隐时现
   ☐ 时轻时重
   ☐ 搏动性痛
   ☐ 跳痛
   ☐ 抽击样痛
   ☐ 重击样痛

2. ☐ 跳跃样痛
   ☐ 掠过样痛
   ☐ 弹射样痛

3. ☐ 穿刺样痛
   ☐ 钻痛
   ☐ 锥刺样痛
   ☐ 刀割样痛

4. ☐ 锐痛
   ☐ 切割样痛
   ☐ 撕裂样痛

5. ☐ 挤捏样痛
   ☐ 挤压样痛
   ☐ 咬痛
   ☐ 夹痛
   ☐ 压榨样痛

6. ☐ 牵拉样痛
   ☐ 重扯样痛
   ☐ 扭痛

7. ☐ 热痛
   ☐ 烧灼样痛
   ☐ 滚烫样痛
   ☐ 烧烙样痛

8. ☐ 刺痛
   ☐ 痒痛
   ☐ 剧痛
   ☐ 惨痛

9. ☐ 钝痛
   ☐ 伤痛
   ☐ 尖刺样痛
   ☐ 创伤样痛
   ☐ 猛烈样痛

10. ☐ 触痛
    ☐ 紧张样痛
    ☐ 锉痛
    ☐ 裂开样痛

11. ☐ 疲倦
    ☐ 疲惫

12. ☐ 厌恶的
    ☐ 窒息样的

13. ☐ 恐惧的
    ☐ 可怕的

14. ☐ 处罚的
    ☐ 严惩的
    ☐ 残酷的
    ☐ 狠毒的
    ☐ 致死的

15. ☐ 沮丧的
    ☐ 不知所措的

16. ☐ 恼人的
    ☐ 悲惨的
    ☐ 严重的
    ☐ 难忍的
    ☐ 烦扰的

17. ☐ 扩散的
    ☐ 放射的
    ☐ 穿通的
    ☐ 刺骨的

18. ☐ 紧束的
    ☐ 麻木的
    ☐ 抽吸的
    ☐ 碾压的
    ☐ 撕碎的

19. ☐ 凉的
    ☐ 冷的
    ☐ 冰冷的痛

20. ☐ 烦恼的
    ☐ 作呕的
    ☐ 极痛苦的
    ☐ 畏惧的
    ☐ 折磨的痛

评估预期 患者的希望是什么？减轻还是完全消除疼痛？改善生活质量和他们的能力，回复到一般的健康状态？较少心理困扰？在评价中这些期望必须澄清，它们将作为基准制订治疗方案。

确定一类疼痛可能需要做一些体格和影像学检查，以辨明其潜在的发病机制。然后由医生使用这些更精确的测试结果来诊断是什么造成的疼痛。

这些只是第一次见医生时需要评估的几个方面，实际医疗检查比以上这些简短的描述要更深入细致。同样，由其他健康专业人士做出评估，他们会更特别关心与他们的专业领域相关的问题，强调这些专业人员和患者之间的良好工作关系的重要性。此外，还有一些问卷调查，有助于提供一个更完整的列出每个影响因素的框架。总之，这些精确的评估工具可以协助临床医生了解患者的疼痛全貌及生活情况（表5-1）。

• 药物

显然，我们不能只谈论减轻疼痛的药物而不谈论止痛的药物。绝大部分慢性疼痛患者每天服用一种或多种止痛药物，其至少可以部分缓解他们的疼痛（表5-2）。

无论是外周还是中枢神经系统，所有这些药物都主要作用于传送疼痛信号的通路（表5-3）。例如，非阿片类镇痛药如对乙酰氨基酚和阿司匹林通过干预炎症分子的产生源头，从而减少疼痛信号到达脊髓和大脑。另一方面，阿片类药物主要作用于中枢神经系统，防止从周边来的疼痛的信号到达大脑处理痛觉的不同区域。通过服用这些药物或者其他镇痛药，可以大大缓解疼痛的症状，因此它们是治疗慢性疼痛不可或缺的治疗手段。

控制镇痛药的治疗原则是复杂

表5-2　欧洲治疗慢性疼痛的主要药物

常用药物类型	
非甾体抗炎药	44%
弱阿片类药物	23%
对乙酰氨基酚（扑热息痛）	18%
强阿片类药物	5%

源自：Breivik et al., 2006

的，它们的说明书超出了本书的范围。但是，我们应该注意到，医生选择具体治疗药物主要参考以下五个方面的影响。

疼痛的种类

根据引起疼痛的不同的机制，每种药物都有不同的有效窗口。例如，治疗神经病理性疼痛的药物与缓解肌肉疼痛的药物是不相同的。在某些情况下，当一种药物缓解疼痛的效果不明显时，不同药物之间的联合应用是一个不错的选择。

疼痛的强度

中度疼痛与重度疼痛有着不同的处理方式。根据疼痛强度的一些实践性指导方针使它容易确定具体的治疗方案，但是它们的有效性遭到质疑，至少部分地遭到质疑，因为毕竟疼痛的强度不是唯一决定治疗方案的因素。

个体差异

即使治疗的疼痛是相似的，人们对同一药物也有着不同的反应。他们的年龄也必须加以考虑，老年人常有与年轻人不同的药物反应和耐受性。一个患者的病史、当前健康状况、药物依赖或滥用与心理状态之间存在的问题也是影响药物选择的一些方面。

副作用

所有的药物都有不良的和不可预知的副作用，其严重程度在人与人之间有着很大的不同。通常这些副作用是治疗慢性疼痛的一个主要障碍，因此完全有必要尽量避免给予某些非常有效的药物或剂量过高才能产生治疗效果的药物。

患者与医生之间的合作

选择药物需要密切检测其对疼痛的治疗情况以及需要注意的正面或负面效果。主治医生的工作就是掌握患者全部的相关情况，并可以通过修改治疗方案以达到最大的治疗效果。

虽然确定最佳的止痛药物是医生的责任，但患者也要积极参与到治疗的过程中，尤其是治疗后的回访（需要坚持）并了解治疗的局限性和可能的副作

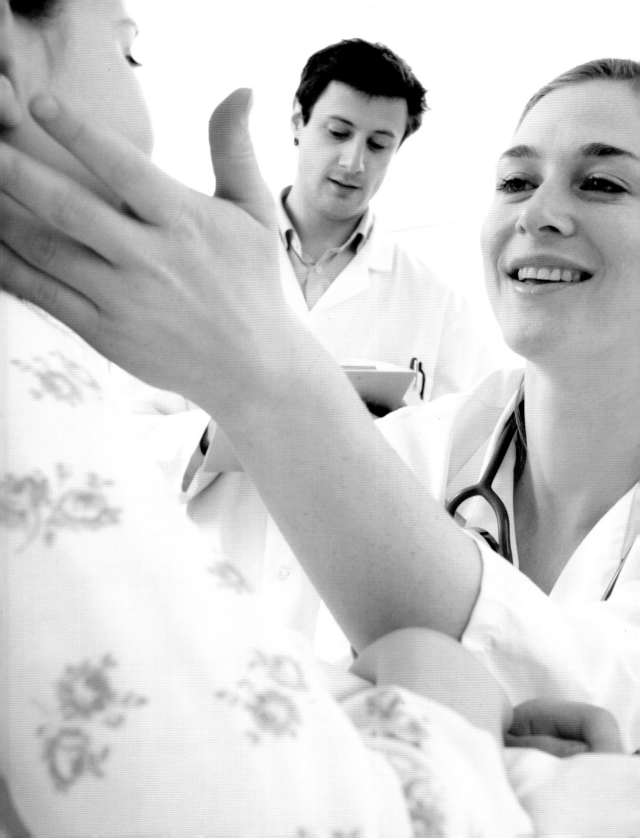

表5-3　治疗非癌症慢性疼痛的主要药物

药物类别	特征
非阿片类镇痛药 ·阿司匹林 ·对乙酰氨基酚 ·非甾体类抗炎药	·世界上最著名和最常用的药物 ·有镇痛的属性 ·对损伤有直接作用的效果。
合作镇痛药（举例） 　·抗抑郁药 　·抗惊厥药	·药物研发主要用于其他疾病，但却发现其有镇痛的功效。 ·选择是基于一些疼痛评估的标准。 ·一些抗抑郁药的目标是特殊类型疼痛（如神经性疼痛，纤维肌痛或骨关节炎）。当服用于治疗疼痛的剂量，发现其对治疗抑郁障碍却没有效果。它们治疗疼痛效果明显，即使患者没有抑郁症状，而且其服用剂量比治疗抑郁症的剂量要低许多。 ·抗抑郁药也可用于治疗既有抑郁，又有疼痛的患者，而且其对抑郁和疼痛都有治疗效果。 ·抗惊厥药一般规定神经性疼痛和纤维肌痛。他们对疼痛的效果是完全独立于其对癫痫的影响。类似与癫痫，疼痛有时是神经细胞活动增加引起的，抗惊厥药可以减少神经细胞的活动，从而起到减轻疼痛的效果。

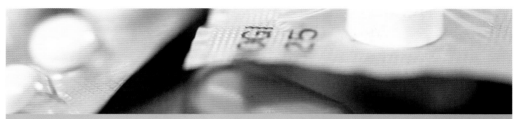

（续表）

药物类别	特征
阿片类（举例） · 可待因 · 羟考酮 · 吗啡（天然鸦片） · 氢吗啡酮 · 芬太尼 · 美沙酮 · 曲马朵 · 他喷他多	· 有镇痛的属性 · 可口服，直肠给药，皮下、肌内注射或静脉注射，这取决于所需的速度和药物持续作用的时间。 · 有缓释剂和利释剂 · 作用于中枢神经系统，对疼痛部位镇痛效果好。
大麻素	· 类似于阿片类药物，大麻素在人体中自然存在（内源性大麻素）。在慢性疼痛患者，合成大麻素类药物可以用于缓解其疼痛。 · 除了以药物形式给出的大麻素（丸、喷雾），吸入大麻或许也可以治疗疼痛。几项研究正在进行中，目前人们已经观察到其在细胞和动物上的作用，以及一些实验者服用的情况，现在人们是确定其真实的镇痛潜力。

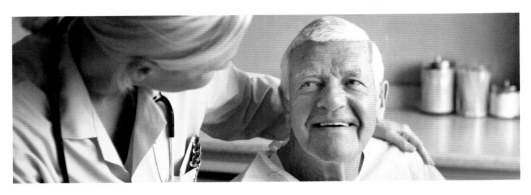

表5-4　药物治疗：医患双方需要做什么?

医务人员的责任	作为患者的义务
准确评估患者的疼痛情况及对其生活的影响	提供所有必要的细节，以促进正确的评估。
提供治疗建议	确保充分理解服用药物的原因。
交代服药方法及服药时间	按照医生处方要求服药，不自己乱用药物。
交代可能出现的不良作用。	注意所有与服用药物相关的各种影响。
确保患者在下一次就诊之前有足够的药物。	确保在药物用完之前及时就诊，不要在药物用完之后再去就诊。
详细了解患者服用的所有药物。	准备一份最新的药物服用名单，以备不时之需。
花费必要的时间去倾听患者的主诉。	清楚表达自己的内心想法，提前准备好就诊时与医生讨论的问题。
	不要因为同一个问题同时咨询多位医生。当你和一个医生确立医患关系，那么这个医生给你开具的处方就是控制你疼痛最有效和最安全的。

用（表5-4）。要做到这一点，他们必须坚持记录药物治疗的效果。

• 控制好情绪和不良作用

学会管理与大多数药物相关的副作用是非常重要的。此处当一种药物第一次用或者剂量增加时，我们的机体适应的时间因人而异，任何不愉快的副作用可能会很快消失，因此患者必须要学会有耐心。选择一种药物之前，我们必须要权衡其利弊，服用其对我们的机体是否好处多于坏处？一种药物的副作用与其治疗作用之间存在微妙的平衡，并且随着时间的变化而变化，因此我们必须定期重新评估这些药物的适用情况。然而，如果药物的不良影响持续超过几天或变得非常严重，处方医生必须定期咨询、讨论相关问题，并改变其治疗方法。因此，管理控制好药物的副作用与其治疗疼痛的作用是同等重要的。

• 治疗的依从性

尽管疼痛患者要忍受精神和肉体上的折磨，并且知道药物在治疗疼痛过程中起着重要的作用，但许多患者

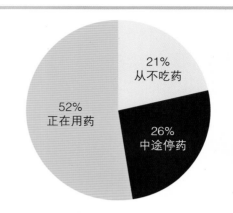

停药意愿分析

64% 不需要

11% 与疼痛和谐共存

15% 疼痛不是很严重

14% 疼痛消失/不再有疼痛/疼痛在控制范围之内

11% 不再需要

34% 副作用或其他负面影响

14% 太多的副作用或不喜欢的副作用

11% 不想再服用过多的止痛药物

9% 药物无效

3% 服药过多

2% 药物成瘾

7% 选用替代疗法

7% 健康/医学原因

5% 喜欢服用非处方药物或者医生推荐的非处方药

2% 没有去看医生

图5-1　慢性疼痛患者的处方药物使用情况

源自：Breivik et al., 2006

仍对于服用药物极其谨慎（图5-1）。有时，人们甚至不愿意服用药物或服用药物很不规律，经常将其作为疼痛严重时最后的治疗手段。人们不愿服用药物主要有以下原因：担心服药后失去自我控制，人格改变；对于药物对机体长期影响的不信任；药物成瘾性的风险（图5-2）。这特别常见于那些亲眼目睹自己所爱的人服用药物后无明显效果、却要忍受其不良作用及其并发症的影响，甚至导致其失去基本功能的患者。

药物成瘾性是一些药物的真正的危险（特别是阿片类药物），尤其是当患者不按照规定剂量服用时。对一些人来说，可能会对药物说明中的一些条款产生误解，如依赖、耐受性和成瘾。这些不同的概念不可混淆，因为它们所指的问题是不一样的（表5-4）。

如果根据治疗目标并在医疗监督体系下医生正确给予药物处方，患者按照处方规定服用，那么服用药物不仅可以缓解疼痛，而且也可以更好地提高患者

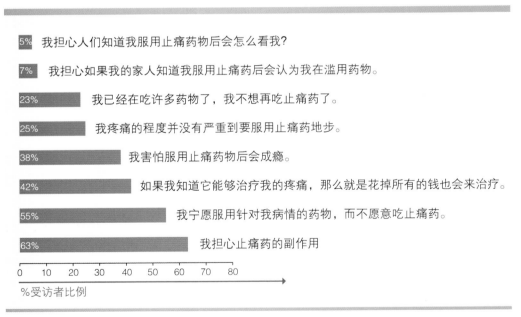

5% 我担心人们知道我服用止痛药物后会怎么看我？

7% 我担心如果我的家人知道我服用止痛药后会认为我在滥用药物。

23% 我已经在吃许多药物了，我不想再吃止痛药了。

25% 我疼痛的程度并没有严重到要服用止痛药地步。

38% 我害怕服用止痛药物后会成瘾。

42% 如果我知道它能够治疗我的疼痛，那么就是花掉所有的钱也会来治疗。

55% 我宁愿服用针对我病情的药物，而不愿意吃止痛药。

63% 我担心止痛药的副作用

| 0 | 10 | 20 | 30 | 40 | 50 | 60 | 70 | 80 |

%受访者比例

图5-2　关于治疗疼痛的一些问题调查

源自：Breivik et al., 2006

表5-4 依赖性、耐受性、药物成瘾性

机体依赖性	当突然停用阿片类药物时，机体出现戒断症状。这种状况多见于大剂量不间断或长期服用阿片类药物的患者。为了避免戒断症状，最重要是不要突然全部停药，而且要听从医生的指示逐渐慢慢减量。这样的情况下就不会出现药物成瘾、戒断症状或依赖。
耐受性	机体有不同的药物适应状态，为了获得相同的止痛效果，有时要服用更高剂量的相同药物。在实践中，这种情况很少见，经常出现在长期高剂量使用阿片类药物的患者中。它也可能导致我们的机体逐渐适应那些不受欢迎的副作用。而非药物成瘾的迹象。
成瘾性（药物或心理）	此疾病是由遗传、心理和环境因素共同导致的。比较典型的表现为服用药物剂量失去控制、强迫使用、不计后果与阶段症状的长期服用。将阿片类药物用于止痛时，很少有患者会对其产生依赖心理，不能将其用于止痛作用以外的其他用途，除非药物或酒精滥用已成为一个问题。
伪毒物瘾（伪瘾）	痴迷地花费自己毕生精力来获取一种药物，从而达到缓解疼痛的目的。

的生活质量。当然，如果药物不是必须要用的，那么其就没有那些效果了。然而一旦认为其可以显著提高患者的生活质量，那么我们克服服用药物的恐惧并按需服用就是非常重要的。

服用药物的患者不会失去对自己的自我控制；恰恰相反，通过合理选择并利用一切可以利用的资源能够改善他们的状况，他们通过更多的锻炼可以更多控制自己的生活，提高自己康复的机会。如果你患有慢性病并且可以通过服用药物显著改善你机体的状况，为什么不考虑药物治疗呢？如果你不服用药物，你永远不知道其治疗疼痛会出现什么样的反应，这就是为什么要对医生建议服用的药物持乐观的心态的原因了。

这种乐观、豁达的心态是很重要的，因为确立一种最有效的缓解疼痛的药物是一项艰巨的过程，其包括一系列复杂的试验。虽然多数情况下药物的治疗效果是已知的或可预见的，但医生无法预先知道其在特定患者身上的影响，也不知道他们会对这种药物治疗产生什么样的反应。给药剂量、服药时间以及

查尔斯，34岁

自从几年前在一次曲棍球友谊赛的体检中查出自己患有颈椎病后，查尔斯一直深受颈部疼痛的困扰。因为对疼痛门诊不满，他来求助于多学科治疗。他说他对服任何药物都很犹豫。5年前，他的母亲死于癌症，他亲眼目睹了药物对他母亲的影响。当医疗团队建议给他进行药物治疗时，他很犹豫：他害怕自己机体的功能不能恢复，担心迷失自我，对自己服药后的性格变化感到忧虑。他在互联网上看到服用药物不好，他认为可以靠自己来控制自己的疼痛。医疗团队花时间向他解释治疗计划的理据，查尔斯最终同意试试看，并根据药物在缓解疼痛和其他方面的效果来决定它是否适用。

产生的副作用的严重程度在人与人之间会有很大的不同，这也导致药物治疗疼痛的复杂性。虽然这是一个令人沮丧的阶段，但重要的是在某一种药物

治疗效果不明显或产生副作用时不要气馁。

相反，你必须要对你服用的药物更加小心，并且不要在不知道药物具体情况下就开始服用。你需要确定你知道药物的名称、可以服用多长时间、医生开这种药的原因并坚持详细地记录其不良作用。有了这些信息，你就会详细地知道自己所服用的药物的治疗作用及适应证，也会使医生更加容易地检测其有效性。同时，最重要的是，那样意味着你既可以控制自己的机体，又可以控制自己正在服用的药物。你不应该在没有医生同意的情况下擅自停用药物，特别是又开始服用其他医生开具的止痛药。这可能对治疗产生不良的影响（药物间的相互作用，依赖风险），并且会破坏医生和患者之间的信任。这些步骤是很重要的，因为当药物治疗是恰当的，定期准确和重新评估以确保其有效性对患者来说是必不可少的，可以帮助疼痛患者从持续性疼痛中获得自由，从而使他们能够将自己的精力投入到更有意义的活动中，进一步提高患者的生活质量。

治疗途径

为了正确治疗疼痛，医生必须考虑几种不同的治疗方式。结合药物，医生可能会建议其他的干预措施，通过不同的途径来减轻患者的疼痛。

• 注射

注射是在身体的特定部位进行的，这些特定部位通常是感觉疼痛的部位或疼痛部位附近，注射药物取决于期望得到的结果以及疼痛的类型。比较常见的注射部位有关节腔、肌肉或神经附近。一般注射部位是触发点位于肌肉触摸很敏感部位，有炎症和疼痛的关节，或脊柱硬膜外、颈、腰背区域。这些干预措施的选择是基于共同的药物治疗标准以及医生针对患者病情的讨论。

• 神经刺激

缓解疼痛有时可通过刺激神经来实现，其主要使用的传递方式是经皮神经电刺激神经刺激。

在通过经皮神经电刺激的过程中，电极放置在受影响的地区最大限度地减轻疼痛（例如，在腰背部疼痛）。这些电极发送电脉冲的强度根据刺激神经根的频率、强度和持续时间确定。这种缓解疼痛的方式对许多患者来说可以起到相当大的作用，将这种方式与其他方法结合缓解疼痛的效果更明显。

在神经刺激过程中，电极植入人体，分布在疼痛的部位。神经刺激通过经皮神经点刺激的方式进行传递。这个过程其实就是一个疼痛刺激"重编程"的过程，通过神经纤维传导将疼痛信号替换成一个愉快或不是那么疼痛的信号。

还有许多缓解疼痛、提高机体功能的方式，比如吗啡泵植入术。这一领域正在蓬勃发展，并且通过这种治疗方式可以显著缓解患者的疼痛。这些泵通常是留置的，可以持续控制疼痛。

非药物物理技术，如在关节和肌肉部位应用冷热原理治疗，也可以缓解疼痛。魁北克省的专业理疗师协会报道，应用冰可以减轻炎症的疼痛，同时可以放松周围肌肉。当炎症消失后，运用热的原理也可以缓解疼痛同时让肌肉松弛。由于其有一些限制，在运用这种方式进行治疗前最好咨询一下这一方面的专家。最后，我们应该记住体育锻炼仍是缓解疼痛的一个重要组成部分。它可以通过润滑关节和保持理想体重来防止身体走样。

控制疼痛：共同参与

通过对目前治疗慢性疼痛的可用方式的简要概述，强调了现有治疗方式的局限性，同时我们可以知道这种疾病是何等的复杂。作为个人，这是一个不寻常的情况，我们已经形成了无形的、不露锋芒的如何治疗我们的疾病的治疗方法，我们将所有希望寄托在医学界的确切诊断和运用药物或其他适当的治疗来迅速解决我们的疾患。在某种程度上，这种态度导致慢性疼痛患者完全将自己的命运交给医生，理所当然地认为自己在接下来的过程中不用做任何事情，除了按时吃药或接受一系列的治疗。这种无意中脱离自己对疼痛的控制可以造成患者严重的功能障碍，因为患者需要综合治疗方法来治疗。

我们已经在本书中说了好几次，疼痛是一种复杂的现象，不仅涉及身体感觉的神经纤维传递，而且还有大脑对这些感觉的诠释。从治疗的角度来看，这个概念是非常重要的，因为它意味着，慢性疼痛的治疗必须针对痛觉的生理和心理两个方面。在实践中，这意味着对于疼痛的管理想要完全有效，就必须不仅仅包括医疗保健专业人士，还有患者自己；他们在所有的疼痛相关症状管理中扮演了重要的角色，无论是身体，情绪或认知。在某种程度上，我们可以将疼痛比喻成人的指纹：这是因为从一个人到另一个的疼痛是不同的，每种痛都有其自身的特点，包括了患者遭受损伤的类型、社会文化背景和心理特点，及其在药物代谢和反应的个体差异。因此，我们不能指望战胜慢性疼痛这种挑战而同时自己却置身事外。相反，疼痛患者必须积极参与和探索相宜的治疗方法，那样可以帮助他们获得更好的生活质量。

如果你是一位每日应对慢性疼痛的人，读这本书这一简单的事实表明，你想改善自己的境况并发挥积极的作用。如果是那样的话，那么我们相信将会给你一个振奋人心的消息，它可以让你更好地控制自己的疼痛并逐渐适应它。尽管慢性疼痛通常无法治愈，但你仍然可以通过更加积极主动的方法并结合疼痛问题保健专业人士来学会如何控制疼痛，并尽量减少它对你生活的不良影响！没有任何一个专家能比一个正在每日遭受慢性疼痛折磨的患者更了解疼痛了。

小结

- 疼痛治疗需要一个综合的评估。

- 某些信念——害怕自己失去控制、不再认识自己或自己对药物产生依赖性限制了医疗计划的范围。这必须进行讨论以确保尽可能给予疼痛最佳管理。

- 药物，当作为处方和负责任的方式，是一个值得要考虑的重要的治疗方式。

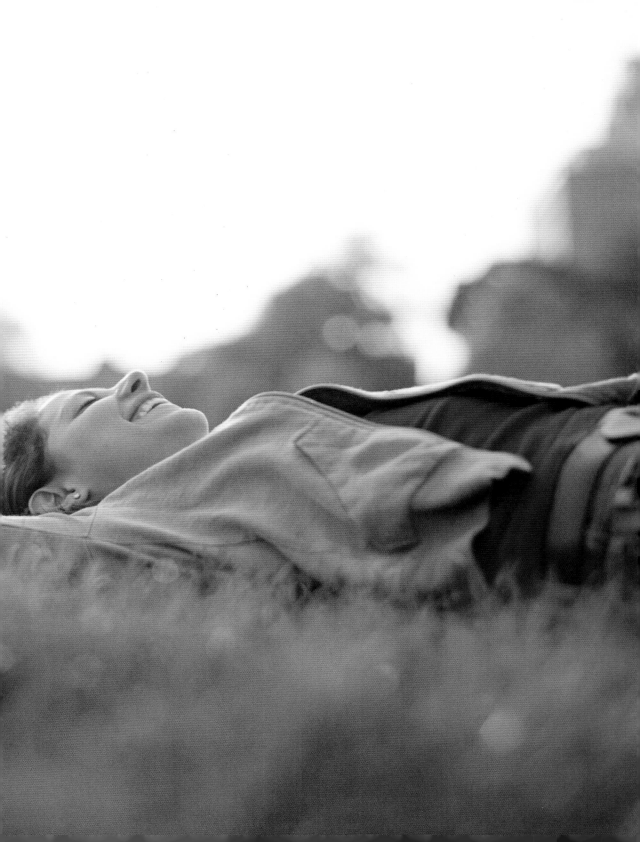

第六章

疼痛的自我调控

经验不是指一个人踬到了什么事，而是这个人遇到这些事后做了什么。

赫胥黎

慢性疼痛的患者要长期忍受身体和精神上的痛苦，疼痛对患者心理幸福感产生的消极影响是一个令人不安的经历。从短期来看，这些反应是可以理解的，因为没有人会逆来顺受地接受自己身体功能的衰退，没有人愿意看到自己与正常社会和职业生活的各个方面分崩离析，也没有人愿意取消一些自己长远的规划。面对自己的处境感到恐惧、愤怒、悲伤是正常的，我们甚至可以说如果患者想慢慢接受这样的现实，那么患者自由地表达这些基本情感是必不可少的。然而从长远来看，这些情绪上的异常可以成为慢性疼痛患者的一个陷阱，可以将患者禁锢在一个恶性循环当中，痛苦使他们生活的各个方面黯淡无光，导致人格和生活质量的严重恶化。因此，治疗慢性疼痛，面临的主要挑战之一就是在尽可能最短的时间内消除这些对患者无益的思想和情感，从而帮助患者在这黑暗的插曲中翻开新的一页。在这一点上来说，开始康复过程对患者必不可少的，患者将会更好地控制疼痛，更好地获得一些日常生活中必备的技能。

个人资源

生活上的悲伤、失业后的痛苦、疾病的困扰以及一些不愉快事件产生的一些情绪反应使患者感到他们已经"触底"，这些困难所造成的痛苦完全破坏了他们的生活。疼痛的强度和持续时间可以有很大的不同，这取决于个人以及所需解决的挑战。但在任何情况的周期中都有一个关键的脆弱性阶段，该阶段是恢复过程中的一个转折点。为了获得满意的生活质量，患者必须利用个人资源尽早跳出这一僵局，如果它持续的时间太长将产生严重的后果（如抑郁症和自杀的想法）。

对于慢性疼痛患者来说，回到正常的生活状态就意味着必须缓解疼痛并且消除其对日常生活所有的影响。然而，正如我们在本书中所说，这种恢复不能仅依赖一些止痛药或其他医疗干预措施。虽然药物是必不可少的，但它也有其局限性，往往不能完全控制疼痛的感觉。治疗慢性疼痛需要确定一个整体的目标，需要患者机体、情感、认知和行为等因素共同的作用。换句话说，为了克服慢性疼痛的挑战，我们要充分利用自己的个人资源、情感、情绪并学着改变，从而让它们能帮助我们应对我们的疼痛。

许多人对这种心理方法的第一反应就是不信任。"我仅仅是腰背痛，那里不是我的大脑，为什么要我投入自己的全部呢？"虽然疼痛不包含一些心理成分，但心理自我调节可以通过控制对疼痛强度的感知来大大降低感知的强度，从而提高人们的生活质量。

这种心理的方法不是替代医学治疗的一种方法，而是医学治疗的一个补充。本章探讨的心理治疗的目的是减少疼痛引起的紊乱，使患者学会适应它逐渐并最终降低其强度。最终能够使患者重新控制自己的生活。

慢性疼痛患者所面临的挑战之一就是他们往往无法确定为改善自我处境所要采取哪些具体行动。这种犹豫是完全正常的，没有一个适应疼痛所通用的"食谱"，我们每一个人都是一个独特的个体。然而，由于适应各种慢性疼痛首先需要转换思想，那么在康复过程开始之初进行心理治疗就是至关重要的。

这个康复过程可大致分为三个主要阶段：为改变奠定基础、反思疼痛、更好地生活（图6-1）。

为改变奠定基础

奠定坚实的基础在康复过程中是非常重要的。想要在重返正常生活的长路上有个良好开端，以下两个方面尤为重要。

首先，我们必须面对现实，承认自己患有慢性疼痛。为了适应目前的境况，患者要对现实有个清醒的认识，并

心理治疗的目标

· 提高慢性疼痛患者的生活质量。
· 缓解患者的抑郁、焦虑和愤怒。
· 帮助患者获得更好的睡眠，养成更健康的生活习惯，比如均衡膳食、规律的体育锻炼。

展示出自己尽可能地适应它的愿望。在适应疼痛的过程中，第一步是首先要承认疼痛是存在的，并且已经严重地影响了自己的生活。实现这点似乎是要以明

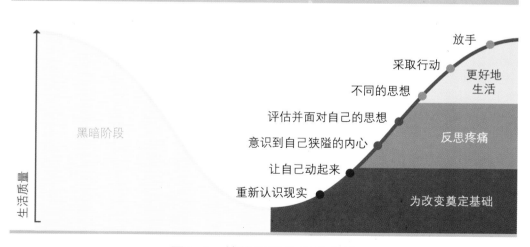

图6-1 情绪和慢性疼痛曲线

源自：couture, 2010

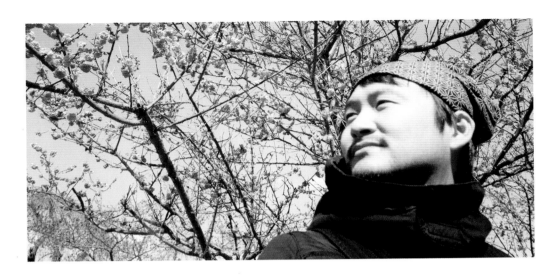

显的旁观者角度来看；毕竟，这是患者从现在开始就将面对的情况；他们没有选择！然而，人们往往拒绝接受疼痛所造成的新的现实，忽视疼痛造成的变化，试图说服自己这一切都只是暂时的，疼痛会像变魔术一样消失。接受与以前相比面目全非的自己要比我们想象的困难得多。面对现实是患者重新获得高质量生活必不可少的过程，因为它可以让人们看到他们将不得不在他们的行为、思想和情感上做出的变化程度。但接受并不意味着放弃！相反，它意味着选择动员我们自己的内部资源来应对疼痛。

其次，我们必须激励自己去改变。

动机在适应疼痛中起着重要的作用，因为没有一个真诚改变的愿望，人们是不会真正去改变自己的。改变自己是一个艰难的过程，许多人都深深扎根于自己的习惯，不愿意改变自己的生活方式，即使它不再与他们下降的机体能力相兼容。然而，变化并不意味着以前我们所做的一切事情是不合适的，而是意味着，如果我们处理的是扰乱我们的生活的慢性疼痛，它令我们生活中的快乐不再或经常生气，那么我们得从内心深处去改变我们的一些生活习惯，从而增加自己的生活乐趣或减少自己的愤怒。改变意味着我们必须试着去了解我们的生活中发生了什么，并作出一些适应性的调整。

改变的动机体现在我们具体的行动中：如果我们真的想提高自己的境况，但又一点也不改变我们的习惯和思维方式，那么我们的愿望是不会成真的。被激励意味着我们要采取具体行动，相信这些有益的变化，并深信这些变化将产生积极的结果。即使最初我们很难相信这一点，我们必须采取一种开放的态度，给自己一个改变的机会，并注意随之而来的结果。

第一阶段是找出有什么必须要改变。有些人拒绝改变，有些人则是在一定条件下愿意尝试改变，还有一些人对需要进行的改变不持任何立场。这些人之间有什么区别？特别是，当认为有必要进行改变时，我们可以做些什么来帮助其改变呢？

为了说明这个过程，我们以一名膝关节疼痛患者为例，由于害怕疼痛加重，患者停止做任何体育活动。鉴于他的主治医生坚持他应该进行更多的锻炼，例如每日进行散步，为此他将不得不改变自己的一些习惯。为了做到这一点，他将要经历六个阶段（表6-1）。

这个过程背后的基本原理是，确定什么会让人们改变他们的习惯，使他们的行为适合他们的新能力水平。因此，人们思考改变对他们生活带来的利弊就意味着改变的开始。个人改变的理由越多（具体到个人并直接关系到个人需求），人们就越容易改变自己，就越容易给自己带来积极的影响。但是，我们不能期望瞬间就能看到这些变化！疼痛患者不愿意运动，经过很长一段时间之后，他们发现自己很难改变自己的习惯。他们不得不逐渐改变自己的习惯，一步一个脚印，成功将一些改变保持住一段时间之后，再考虑进行下一步的活动，这种渐进的方式能够保证所需的改变是现实并且适当的，同时也会增加患者的成就感，而这种成就感反过来也会增加患者的自信。

反思疼痛

事实上，接受疼痛是患者的生活中的一个不可回避的现实，而且表达希望克服这一挑战的愿望，并不意味着他们已经成功地适应疼痛。他们还必须采取

表6-1 各个阶段的变化

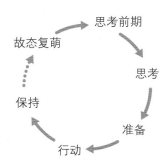

变化阶段	意义	一步步回答下列问题
1.思考前期	当问题降临时，人们清楚不会表现出任何改变的意图，不认为自己需要改变并且拒绝任何有关改变的讨论。	**提出质疑** 如果我不增加我的活动量，那会给我带来什么样的危险及问题呢？ 什么是造成我疼痛和不愿活动的罪魁祸首呢？
2.思考	人们表现出改善自己处境的改变意图。例如，"我应该尝试着多走走"。	**推动改变的进程** 多走动对我有什么好处呢？ 哪种走动方式最有利于我呢？
3. 准备	人们口头承诺尽快改变。例如，"下周我打算1周散步2次"。	**建立一个详细的改变计划** 我什么时候开始这项行走锻炼计划呢？ 我的目标是什么呢？、 我能成功吗？

源自：Kerns, 1997; DiClemente and Prochaska, 1982

（续表）

变化阶段	意义	一步步回答下列问题
4.行动	人们开始改变自己的一些行为有一段时间了。例如，"我已经坚持每周散步2次6个多月了。现在我非常喜欢散步"。	**确保主动保持活动** 我走出这步行训练到现在？ 如果我继续保持散步将来会给我带来什么好处？ 自从我开始经常散步，我的疼痛症状有何变化？
5.保持	如今，散步已经成为我日常生活的一部分。	**进展回顾** 目前为止，我已经完成了什么？ 是否以自己为豪？ 疼痛症状是否减轻？我的身体是不是比以前更好了？自从我更加活跃以来，自我感觉如何？
6.故态复萌	人们放弃以前所作出的各种改变。	**接受故态复萌是正常现象，并且是变化过程中的一部分** 我为什么会停止散步呢？ 停止散步以来，对我的身体有什么好处？ 自从我停止散步以来，疼痛症状有何变化？生活质量有何变化？ 如果我再重新开始散步，是否还会有利于我的身体健康？

源自：Kerns, 1997; DiClemente and Prochaska, 1982

一种新的视角来考虑他们解决问题的方法，这将对他们的情感和行为产生积极的影响。

正如我们在第四章中看到的，思想、情感和行为之间不断地相互影响、相互作用（图6-2）。这种交互作用意味着我们可以用人类最强大的武器——思考能力对疼痛造成的情绪变化产生一个直接的影响。在我们对自己的想法进行成功改变之前有三个必经阶段：自我认识、自我评估、自我思考。

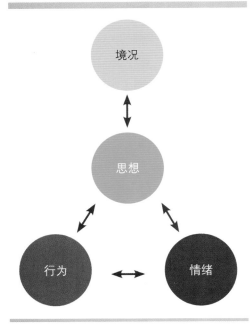

图6-2 思想、情绪、行为大融合

• 自我认识

我们大部分时间都花费在有意识或无意识的思考。这种内心独白不断在我们头脑中进行；我们思考或回忆和朋友谈话时，它是那个与我们交谈的"内心声音"；它是一个我们可以听得见的和自己交谈声音，经常给我们勇气去应对挑战（"加油，你可以做这件事！"）。这些思想有时非常现实，例如当我们问自己去哪里吃晚饭；有时却非常深刻，比如我们在一个特定的情况下感到不安时。然而，自我谈论一直是我们思维现状的有形表达，是我们大脑对当前处境评价的反映。

既然疼痛本身不是引起情绪变化的原因，实际上，思想——我们对疼痛的自我认识才导致了情绪的变化，因此我们必须意识到这种自我谈话，并确定其是否有助于改善我们目前的处境。换句话说，就是我们对目前处境自发的想法真的有用吗？

有时，在一些特定的情况下我们很难意识到自己的想法以及相关的情绪变化。为了认识到自我谈话时情绪变化的主要特点，你必须真正地了解它，必须保持开放的心态，并格外关注那些表达隐晦或随特定事件而出现的想法。当这些想法出现时，你要停下来再次思考刚才的自我谈话并进行自我分析。

自我谈话的意识是非常重要的，因为我们每个人都是对在一个特定情况下的情绪完全负责的。

• 评估和直面你的思想

为了确保你的思想能够给予你尽可能的帮助，你必须改变你内心独白的内容，并将自己的情感表达为更积极的一面。这意味着你要挑战你的思想并分析它们，不是决定它们是好还是坏，而是要弄清楚它们对自己是有益的还是有害的。这并不要我们戴上玫瑰色的眼镜或沉迷于所谓的积极的不可思议的想法，它们往往使我们无法面对现实，夸大了那些属于自己的经历。当事实摆在眼前，任何狡辩都显得那么苍白无力。

重组你的思想意味着，分析和思考那些思维方式是否对我们的情绪和行为产生了负面的影响。人的命运并未在出生时就确定了。幸运的是，我们可以通过改变我们的思维方式来改变自己整个

莫琳，24岁

莫琳的脚踝在一次工作事故中严重受伤。尽管成功地进行了手术治疗和一些物理治疗，但她在那次事故18个月之后仍然感觉到严重的疼痛。她不知道如何才能减轻自己的疼痛，让自己重新回去工作。抑郁地度过几个月后，她沮丧地发现自己的生活完全限于参加医疗预约中，此时她意识到自己正在一个错误的轨道上发展：她还太年轻，不愿意放弃自己的梦想，不愿意看着自己的时间白白流走。她开始思考自己生活的意义，她的梦想使她认识到等待一个更有效的药物，以及自己关于那次事故的消极想法其实是恐惧的反应，害怕自己过着与众不同的生活以及对那些始料未及的重大改变的恐惧。认识到自己的短处与长处，莫琳给自己设定一些目标并回到了学校。虽然疼痛依旧存在，但她已成功地让自己的身体适应了她新的生活，而不是让疼痛控制她的生活。

生活并适应新的行为。

重组我们的思想是非常重要的，因为在慢性疼痛方面的思想经常与各种担心密切相关，其不仅导致焦虑，而且也可能导致抑郁。

妮科尔，48岁

妮科尔在过去的5年中进行了3次冠状动脉搭桥术，但她胸部偶尔还是感觉有强烈疼痛。尽管仍有疼痛，但妮科尔仍旧坚持她往常活动。最近她变得烦躁和郁闷，对此一些专家给出的明确建议是："你做得太多！你要多注意你的身体能力！"妮科尔感觉疼痛就在她的大脑里，但又不知道怎样才能改变自己的想法，就这样她一直被这种思想所困扰。最终，她证实了专家的建议是正确的。尽管没有人告诉她自己的疼痛是真实存在的，但她必须学会适应它。妮科尔开始真的听这些建议，同意改正自己以前的习惯，感觉开始慢慢好转。

害怕失去曾经拥有的

慢性疼痛伴随着的自我谈话往往集中在疼痛对于现在的生活的威胁和对未来计划的影响。我们害怕失去工作、被家人或朋友遗弃或失去自由。总之，我们对自己和生活失去了希望。尽管体力下降的确可以有效地阻止人们像他们过去那样去进行活动，但是这些恐惧把人们必须面对的真相变成假象。虽然人们的身体能力是不同的，但人们仍然有能力做出一些调整以保持自给自足，如果这是不能做到，人们可以发展新的兴趣来替代疼痛和身体的局限阻碍的活动。我们只有靠我们做了什么来定义自己和体现自己的价值。疼痛患者基本上与普通人仍然是相同的：他们的个性仍旧未变，他们的家人和朋友们仍然会很乐意和他们在一起。例如，没有理由认为，如果一个女人不可以再陪自己儿子去钓鱼，她就是一个坏妈妈，由于疼痛，她和孩子互动的方式可能会改变，但是她所感受到和对自己儿子付出的爱仍然完好，而且在她与儿子的关系中这份爱依然不可或缺。这位母亲已经适应了她目前的能力以确保她给予儿子自己的

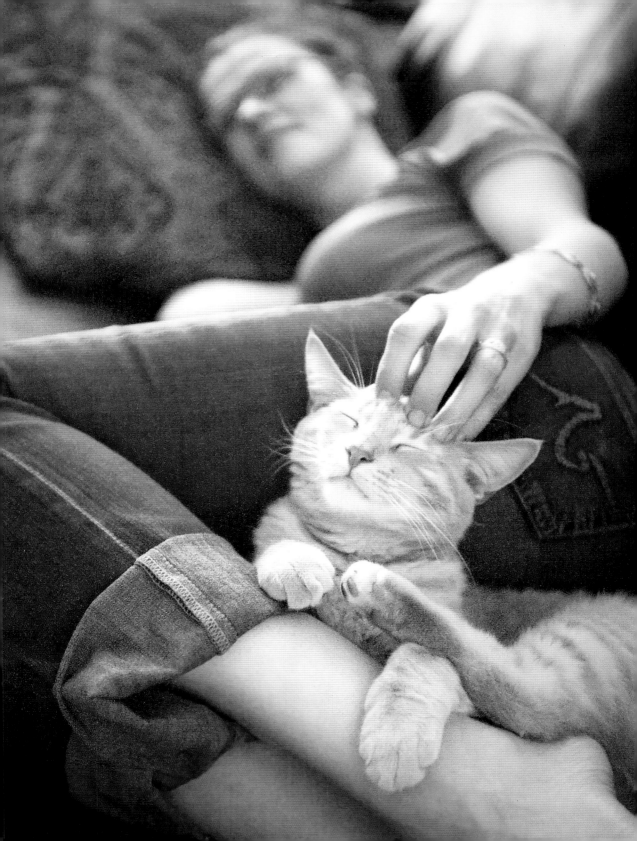

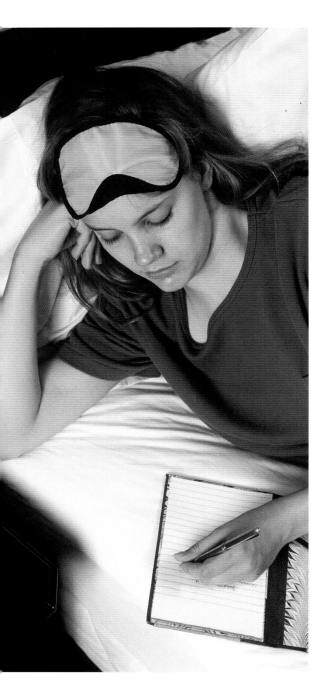

爱，今后她将能继续给孩子支持，同时孩子也会毫不费力地接受这种新的方式。

担心未来

对未来事件的不确定是我们生活的一部分。事实上，即使我们真的很喜欢规划未来和想象将来会发生什么（我们对天气预报的痴迷就是一个很好的例子），我们也没有办法知道5分钟或5天后会发生什么事，更别说5个月之后了。这种不确定性可以让生活变得很艰难，尤其是当我们的身体正在遭受疼痛、失去基本能力、内心倍感气馁的时候。人们因此开始担忧自己的未来，开始难以接受自己不知道以后将发生什么事情这一事实。

我们不可能预测自己的疼痛是否会进一步加重，对此产生的忧虑也是完全可以理解的。疼痛本身可以在发病几个月甚至几年后保持不变，也可能会进一步加重。但可以确定的是现在的，我们必须对目前的问题给予积极的控制。对未来疼痛后果的担忧其实是对自己目前适应现状以及发现解决缠绕自己困难的反应。一种方式就是接受自己疼痛的不确定性，采取务实的态度脚踏实地走下去并对未来持一个乐观的态度。后面讲述的几种方法和策略将有助于你专注于现在，在想象自己未来的时候避免恐惧、焦虑和失望。

因此，我们必须成功地修改这个自我意识，因为这种意识对我们没有任何益处，只会使情况变得更糟。人们遭受突如其来的疾病打击是正常的，但人可以通过自己的一些恰当、现实、有益的思考来帮助自己减少其对身体的损害。为此，我们必须首先把握事情的角度。我们的生活中发生的很多事件对我们没有直接的影响。我们对事件的认识和对其的评估决定了它们对我们的影响。

换句话说，我们是否有能力去感知一件事情对我们有益或是令我们满意，这取决于我们自己的思想。我们对灾难性处境的评估及反应将决定我们处理这件事情的能力。

应对处境

拥有权力的同时也要承担一定的责任。虽然对于疼痛根源我们没有责任，但我们却有处理其后果的责任。例如，一个人因车祸导致自己双下肢神经性疼痛，虽然他不一定对这次事故负责，但作为一个受害者，他对处理自己目前的处境负有不可推卸的责任。这样悲惨的事情让人很难接受，因此而产生的叛逆以及强烈的不公感也是人之常情。然而，如果我们希望获得更高质量的生活，那我们就必须找到一种方法来克服自己的叛逆。我们必须面对我们生活中所有的事情，我们有责任尽自己最大的努力或借助外部力量来处理生活中所有的事情。我们没有选择自己人生的权利，面对自己人生的改变，我们首先不是要抱怨为什么疼痛从此会成为自己人生的一部分，而是要积极寻找解决疼痛的办法。以下问题可以帮助让我们直面这些想法并发现另一种思想。

这种想法有什么利弊呢？

这种想法对我有什么用处呢？

我对自己的人生感觉幸福吗？

我为什么会有这种想法呢？

我究竟是怎么了？

我了解自己吗？这是我自己的想法吗？

问清自己哪些是由于疼痛引起的变化，哪些是自己对疼痛的恐惧是非常重要的。

我究竟担心什么？

如果我担心的事情发生在自己的身上，它会给我带来什么样的麻烦呢？

自己最坏的打算是什么？

通过以上问题，我们可以真诚地对自己以前不倾向于的审视、分析以及自我交流进行真正的沟通。

• 不同的想法

尽管还是在现实中，一旦我们完成思想的鉴别，问清自己是否要改变，那么我们就必须找到一个替代的思想，其将使我们能够解决面临的问题并帮助我们获得更好的生活质量。基本的价值观、人生目标、平衡的生活、自我效能感等一系列重要的因素我们必须要考虑。

基本价值观

我们个人的价值观是我们生活的道德准则，其影响着我们的行为和选择。为了用较好的方式调整我们的思维，我

娜塔利，40岁

娜塔利自从6年前从自行车上摔下来以后一直膝关节疼痛。当她去看心理医生后倍感沮丧，医生说要与外科医生会诊评估是否需要手术治疗。娜塔利已经在其后关节韧带做过两次手术，但都没有减轻她的疼痛。她将她所有的希望寄托于缓解疼痛，等待似乎是一个无休止的过程，这意味着她要放弃了很多活动：她不再工作，不再做任何活动。她对自己被问到能发现自己想法的问题毫无意识。如果医生无法再进行手术了该怎么办？如果她必须忍受这样的生活怎么办？她既没有这种想法也没有想过这些可能性。她已经完全寄希望于手术。她不敢再去想工作，相信自己是一个不公正的受害者，因为她深信自己不应该忍受这样的疼痛。这些想法在她的精神上产生重大影响，让她倍感沮丧和焦虑。第一阶段自我意识让她恍然若揭，通过对疼痛的思考，她知道自己应重新审视自己的思想，确保其真实性，最重要的是要保证对自己有帮助。

们就必须花时间来重新审视自己的价值观并确保仍然与慢性疼痛造成的生活方式保持同步（图6-3）。对于那些在工作上投入大量时间，却因为疼痛而被迫停止工作的人，这时他就有必要重新审视自己如何看待工作，以免陷入深深的沮丧之中。大多数人基于自己的自尊去做事情，而不是基于自己真实的情况。这反映了我们社会过分重视对那些工作狂的钦佩与认同，他们总是不停寻找新的挑战来克服。

这些人的确是优秀的，但他们很多人可能会欠缺一点什么。比如，在遭受疼痛折磨的同时，仍然能够根据自己有限的能力完成了一些有意义并值得称赞的事情。因此我们必须不仅仅看最后的结果，我们更应该对活动本身予以考虑。这可能是一幅无名画，但我们仍然感到非常自豪，因为它代表疼痛患者决心克服自己疼痛限制所完成的艰难的目标（表6-2）。

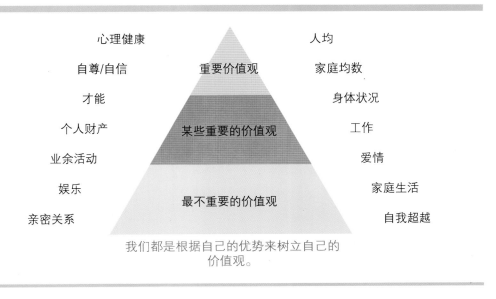

我们都是根据自己的优势来树立自己的价值观。

图6-3 金字塔形价值

表6-2 直面并且重新调整自己的思想

思想	情绪	挑战自己的思想	新思想
这不可能发生在我身上。 我应该更小心。 为什么这发生在我身上？	愤怒	我应该更小心些吗？ 生气是否让自己的疼痛加剧？	虽然我无法改变已经发生的事，但我可以从中学到些什么呢？
我宁愿得其他病也不要得这个鬼毛病。我要是能够像其他人那样没有疼痛该多好啊！	渴望	事实上是否有可能用其他疾病来代替疼痛呢？ 我是否经常嫉妒别人呢？	我不得不学会面对目前的疾病，而不是另外一种。 我如何才能更好地适应它呢？
我再也不能像以前那样做家务了。我的配偶现在不得不承担两个人的工作。 我再不能和自己的孩子一起踢足球了，我不再是一个好父亲了。	内疚	我真的无法帮忙再做任何事吗？这么想有什么帮助？ 我真的在任何方面都不再是个好父亲了？	在能力范围内，我还能做哪些有意义的事情？ 我还可以陪孩子们进行哪些其他的活动？
在家庭聚会上，我无话可说，因为我没做任何值得谈论的事。 看看我现在的样子。我再也不能正常行走了。我现在不愿离家一步。	羞愧	我还能在讨论中提出自己的观点吗？我还能倾听别人说话吗？ 我无法像以前那样走路，这是事实。但是我能适应这个情况吗？我能找到帮助自己的解决方法吗？	我要尽可能与时俱进，关注时事。我要对生活抱有兴趣和激情，这样就有话题和别人聊。
如果我42岁的时候就行走困难，那等我60岁的时候会是什么样子呢？ 如果我无法重返工作岗位，那么我们将不得不卖掉自己房子，因为我们将无力继续支付目前的花销。	担心未来	我要现在就做好各种计划，以防自己60岁时真的无法行走吗？ 如果我的收入真的会减少，那我可以检查自己的财务状况，并提出可能的解决方案吗？	办法总比困难多！我有信心应对任何可能出现的情况。从现在开始，我将关注当下。
我只要一转头就感到一阵剧痛，所以最好别动。 我按你说的做了，但是我再也不运动了，这实在太疼了。	害怕运动	再也不动有什么好处？是否能够让疼痛减轻？ 不动的弊端是什么？我会全身变得很僵直，对自己的充满了担心和忧虑，更加不爱活动，甚至有可能得抑郁症。	我将要变得更积极些，因为我知道生命在于运动。 我将尊重自己的能力限制，我将通过运动来挑战自己的担心和忧虑。这将是最好的处理方式。

思想	情绪	挑战自己的思想	新思想
我不想谈论自己的情况，甚至连想都不愿意想，因为它会让我心烦意乱。	担心 （PTSD）	有没有这种可能：不谈论自己的情况反而会增加自己焦虑？ 我可以和专家讨论自己的情况吗？	我已经经历了人生中一个非常糟糕的阶段，现在我需要专业人士的帮助。鉴于专业人员可以提供帮助，我将去寻求他们的帮助。
在家里，我常常感到窒息压抑。这是因为似乎每个人都在看着我，都想看看我到底是真的疼，还是我自己装出来的？	恐慌	在自己的家里感到窒息和压抑是正常的表现吗？ 有什么是我能够改变的呢？ 为什么把别人的想法看得比自己的亲身感受都重要呢？	是时候学着认清自我了。 我是怎么看待自己的呢？ 是我在凭空想象疼痛吗？ 我将试图在众人评论与自我之间找到一个平衡点。
我哭了又哭，我实在忍不住。	悲伤	情况真的很让人伤心，我有权哭泣。我是不是哭得太频繁了？这对我来说正常吗？哭泣对我来说有帮助吗？	我给自己时间去哭泣，之后我就会去做其他事情。我让自己保持繁忙。我乐在其中，并逐渐发现我人生的意义。
这是我尝试的第五种药物。它们对我来说没什么效果，我仍旧感到疼痛。	失望	这确实非常令人失望，但我是停止服用药物还是尽可能继续药物治疗？如果我继续尝试，能缓解我身体的疼痛吗？	我可以继续尝试服用其他药物，或许它们中的一种能够对缓解我的疼痛有所帮助。我应该尝试用其他办法来控制我的疼痛，我不应该把所有的鸡蛋都放在一只篮子里。
尽管我尝试了所有方法，但我仍旧感到很疼痛。我不知道接下来该怎么办？	气馁	我真的尝试了所有的方法了吗？我如何才能够帮助自己提高生活质量呢？我是否该去寻求帮助呢？	我想是时候学着和我的疼痛一起生活了。既然有20%的人生活在慢性疼痛中，我想一定有人能给我提供一些有用的建议。
我已经受够了！我想结束这疼痛，尽管我还想活下去。	绝望	是否还留有一线生机？我怎样才能发现这一线希望呢？	我不能在继续绝望下去。我要找一些生活的支柱，因为我还想活下去。
我不知道该如何帮助我自己。	无力	这种想法对我有帮助吗？这么想有哪些好处和弊端呢？	我认为我已经尝试了所有的办法。现在我要去咨询专家，相信他将会给我一些帮助。
我宁愿得其他病也不要得这个鬼毛病。我要是能够像其他人那样没有疼痛该多好啊！	渴望	事实上是否有可能用其他疾病来代替疼痛呢？ 我是否经常嫉妒别人呢？	我不得不学会面对目前的疾病，而不是另外一种。 我如何才能更好地适应它呢？

人生目标

人生价值观通常伴随着人生目标（长期或短期目标）的变化而变化。设定人生目标是很重要的，因为它可以防止人们出现消极的人生态度，阻止人们被要继续忍受很长一段时间疼痛的思想所腐蚀。保持一个完整的记录是一个好办法，至少有一个明确的目标比如每日的家务、读书、运动或其他的爱好。我们应该将所有的活动都罗列出来，这样可以标明自己的一天的情况以及自己计划完成的任务实际完成情况。当自己的日常活动被疼痛所打乱，每天制定一个愉快的活动将变得更加重要；如果今天没有计划活动安排，人们很有可能在一天结束的时候什么也没有做。例如，对一些人来说连续行走30分钟可能是相当大的挑战，他们可以设立一些小目标，循序渐进最终达到目标。不管一个患者的情况如何，设定自己的目标至关重要。患者可以计划自己的每一天，根据自己有限的能力去鼓励自己去完成。

平衡生活

随着时间的推移，疼痛和其导致

帮助制订目标的建议

这里有一些技巧来帮助建立日常现实生活中的目标和总的目标。

确保所选择的目标都是能够实现的。

· 不管疼痛与否都能完成这个目标吗？

· 是否超越了自己身体能力的极限？

· 是否适用于当前自己的身体，医疗和心理状态？

目标必须是具体的。

· 这个目标是否明确具体？

· 实现这个目标需要几个阶段？

· 是否容易判定目标完成与否？

目标必须是个人的。

· 人们必须选择对自己有意义的人生目标。他们是参与自己人生活动的主要人员。比如，我们自己制定的人生目标，自己的配偶是没有义务来帮你实现的。

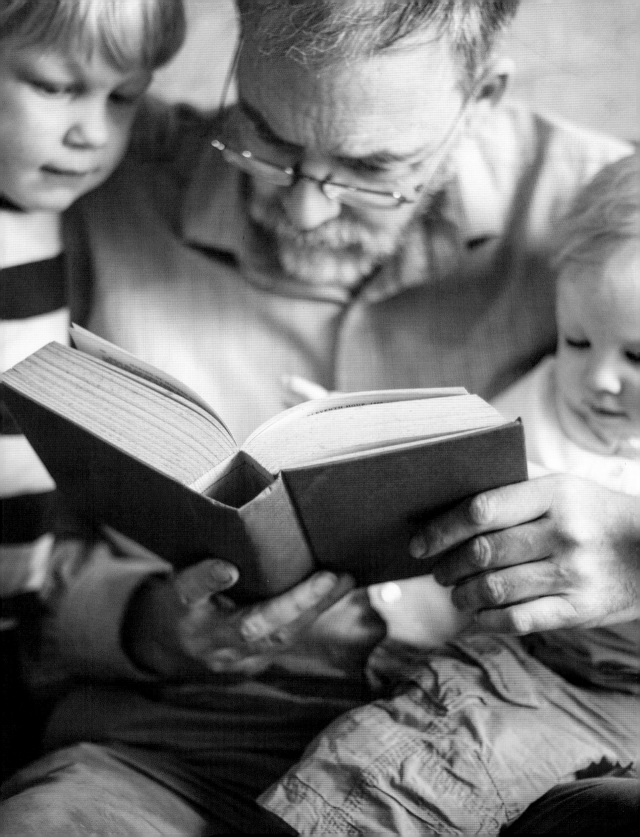

的身体残疾会成为疼痛患者生活的中心，导致患者严重的心理失衡。他们必须明白疼痛不是生活的全部；它只是生活的一个方面，生活还有许多方面（图6-4）。

自我效能感

自我效能包含人们对自己完成任务或开展活动的所有信念。信念有以下几种：我们如何掌控幸运或不幸的事情；我们控制疼痛的能力和在各种情况下的情绪反应；我们能继续进行日常活动（继续工作，参与休闲活动，表达我们的需求和必要时寻求帮助）。自我效能感越强，控制疼痛的预后就越好。

毫无疑问，这是我们适应疼痛最重要的因素之一，因为如果人们不相信自己具有克服困难所必需的资源，那么在困难时他们就没有动力去采取行动或坚持不懈地去克服困难。自我效能感使他们相信自己有能力在忍受疼痛或不知道结果的特殊情况下完成一个任务。Albert Bandura 的这一概念表明人们预想的结果将决定他们为克服障碍和困难所付出的努力程度。

即使是在那些对自己个人能力缺乏

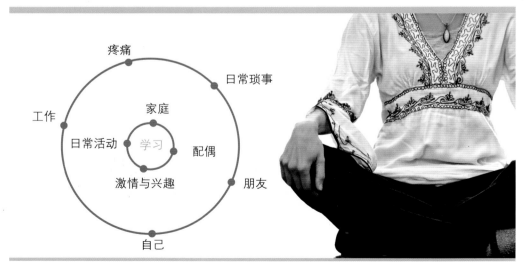

图6-4　平衡的生活

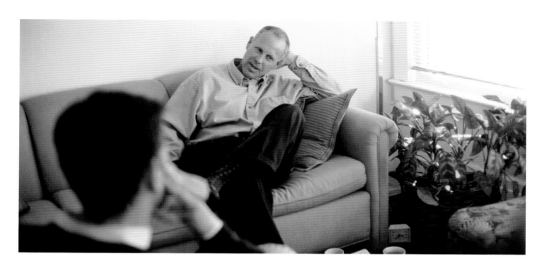

表6-3 巧妙处理各种心理问题的策略

心理障碍	策略举例
焦虑过度	· 挑战你的担心和害怕 · 采取切实可行的步骤将自己的焦虑控制在可控的水平。 · 咨询心理学家，了解目前有效的治疗方案。 · 评估是否需要服用药物。
恐慌	· 保持冷静，等症状减轻和消失，因为恐慌不是最致命的。 · 保持在原地不动。 · 直面自己的恐慌：当你越不害怕恐慌，那你恐慌的强度就会越轻，恐慌症状消失得就越快。 · 确定一些诱发因素，把它们控制在可控范围之内。
恐惧症	· 了解一些控制恐慌的策略来增加自己的自信。 · 不论你身在何处，身处何种处境，你都要不断增加自己的自信心。

（续表）

心理障碍	策略举例
创伤后遗症（PTSD）	·请心理学或精神病学专家治疗。
自责式思考	·改变自己的想法，不要整天想着那些无助或糟糕的场景，寻找取代它们的解决方案。 ·挑战自己的思想，即疼痛是参加各种活动和体力活动的结果。 ·工作、体育锻炼、做家务等活动要遵循一个循序渐进的过程，同时尽可能地保持自己积极状态。
抑郁症	·问自己为何会对自己的处境感到沮丧、悲伤和无助的。 ·问自己如何才能改变自己目前的处境。 ·抑郁症是由我们对疼痛的评估结果造成的，而疼痛本身不会引起抑郁症。 ·保持积极心态，激发自己对生活的兴趣。 ·如果自己抑郁症很重，已经严重影响到自己生活，这时你就要考虑适当的心理或药物治疗。
自杀念头	·和别人谈论自己自杀的念头。 ·向周围信任的人倾诉自己的感受。 ·不要自我封闭或者害怕与人谈论自己自杀的念头。 ·如果自己有强烈的自杀念头并且难以控制，那你就要立即去看医生或心理学家。 ·若你认为自己情况非常危急，自己即将要去自杀。那你这时就要立刻拨打911或直接去医院急诊。那里的健康专家会给你提供帮助。

自信的人群中，自我效能感会随着时间不断发展。当人们产生提高自己境况的动机并开始约束自己的思想和行为时，他们身心的发展对其生活质量产生许多积极的影响，这些积极的影响反过来又可以增强对自己能力的信心。因此，我们不能气馁，即使是在我们处理慢性疼痛很无助的时候，我们必须记住每个人可以动员自己内在的潜力来应对这一挑战。如果我们还没拥有这些资源，那么我们完全可以通过自己的努力以及一些必要的心理帮助来获取它。行动是获取和维持自信的最佳方式，我们必须通过自己的行动来培养自信。

重组的思想和行为可以直接影响自己的情绪，进而影响自己的幸福感。这表明自我调节可以让我们受益匪浅。图6-2主要讲述将一些不切实际的或无益的想法转化为现实的、有益的、愉快的过程的实例。通过采取这些改变，我们可以直接影响并调节自己的情绪。例如，这项工作可以减轻愤怒的程度，迅速消除愤怒，或者通过人们在日常生活中更加自信的行动来缓解自己的恐惧，同时不会增加不必要的疼痛。

表6-3总结了一些有效缓解各种心理障碍导致的疼痛强度的策略。

更好地生活

一旦你开始产生改变的想法，立即行动并将自己置于一种可以适用和体验你的"新想法"的环境中至关重要。你可以不断地反思，详细的讨论和交流，但如果没有实际的具体行动，那么就什么都不会发生。为了让自己感觉更好、实现自己的目标和克服自己的局限，你必须采取实际行动。

• 采取行动建立一个新的日常工作

不可否认，慢性疼痛可以降低患者的能力、限制患者的活动，但这并不意味着患者必须被动地接受其对日常活动的影响。保持开放的心态绝对可以让你完成许多工作，因为开放的心态可以让你做事。例如，你不可能一次把你所有的房间都收拾完，但你可以每次收拾一间。同样的道理，对于去洗衣店洗衣服、杂货店购物、办事和其他家务，你也要一样样来做。如果你不能再像以前

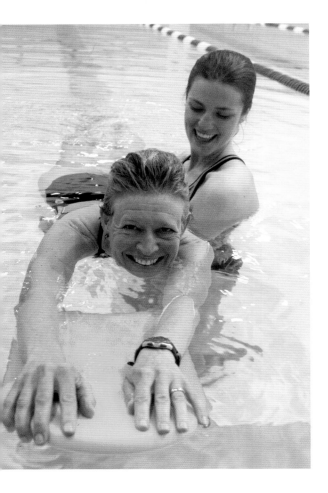

极大的满足，恰恰相反，你同样可以从中获得极大的满足。

然而，你必须学会管理你的能量并确保你的身体状况能够适应你所做的事情，以避免超出你的能力并为之付出代价。保持记录一天不同时间段的疼痛强度是一个好办法，这样可以知道疼痛是在早晨还是下午或者活动之后最重。根据这个记录你可以列一个基本的活动计划表。对于任何一个要做的活动，在做之前你必须评估一下自己的能量并确保你有足够的时间来补充你的能量。

工作与自我实现

积极活跃是实现自我价值的一条重要途径，但你必须确定好哪种活动最适合你自己目前的身体状况，同时保持大脑和身体的警惕。缺乏成功不代表着失败，通过几次尝试才找到自己新的舒适区是完全正常的。对于任何尝试这么做的患者来说，尽可能地保持工作是非常重要的，因为从事一项专门的职业可以让我们感觉自己还有用，还能够为社会生活做出自己的贡献。这两个价值观念对大多数人来说仍然是必不可少的。当疼痛患者不再适应目前的工作环境，患

那样做事情，那你必须要找一个新的方法。这主要是为了适应你日常的工作能力，而不是为了适应的疼痛，更不是顾忌你不能做什么和躯体功能限制，最主要的还是考虑你能够做什么。仅仅因为你不再以同样的方式或同样的时间完成一件任务，并不意味着你不能从中获得

玛丽，54岁

玛丽由于乳房切除术后导致的异常剧烈的神经痛不得不放弃正常的工作。尽管如此，她开始做志愿者工作，1周为2位失去独立生活能力的老人服务2天。起初，玛丽并不认为自己可以承担这一工作，因为自己的疼痛随时都有可能来临。但是她最终决定自己尝试一下，3年内她很少因为疼痛而不去为他们服务。这是一件多么值得骄傲的事情啊！

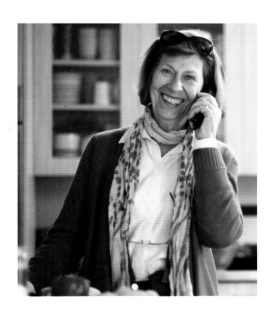

者可以根据自己现在的能力通过间接的方式来工作，或者通过技能培训重新找到一个新的合适的工作。当无法带薪工作时，志愿者服务可能是一个有吸引力的解决方案，因为帮助别人可以从中获得极大的满足，同时也可以帮助我们以观察者的角度来看待自己的问题。关注自己的目前的能力并充分地加以利用是至关重要的。

体育锻炼

人是充满活力的，当人长时间不活动就会失去活力。过去，医生给每个腰部剧烈疼痛的患者的解决疼痛的"好"建议就是，躺在床上休息等待疼痛自行慢慢缓解。但最近几年的一些研究和临床观察表明，那可能是给予疼痛患者最坏的建议！身体不活动就会变僵硬，慢慢就不能进行一些活动。正如我们所看到的，这种功能的失调将把你拖入一个无底深渊，让你产生抑郁症状以及一些坏的想法。我们身体的各个部位无论是健康的部位还是疼痛的部位都需要要运动。因此患者自己与运动治疗师一起制订一个适合自己的运动计划至关重要，它将可以让你在不加重病情的情况下使自己的疼痛部位也得到锻炼。疼痛感觉轻微程度的体力劳动或运动感到身体轻微的疼痛是完全正常的。如果疼痛剧烈让你难以维持自己正常的功能，那也并不意味着你不能运动，只是表明你目前的锻炼不适合你自己目前的状况。最重要的一条就是不要气馁并且继续保持活动，因为你总是可以找到适合自己目前状况的活动方式。

合理膳食

一个健康的饮食是绝对必要的，其除了提供我们机体所需的能量，还直接影响我们所有细胞的正常运转。以下是针对健康饮食的几点建议。

多些植物类食物 所有的植物类食物，不论是水果，还是蔬菜、谷物、植物香料或某些饮料如茶，都富含抗氧化和抗炎分子，其对身体功能的正常运行具有重要的积极作用。在慢性疼痛方面，其抗炎作用尤其明显，因为许多慢性疼痛是由于长期炎症引起的。多吃植物性食物是预防炎症反应使疼痛

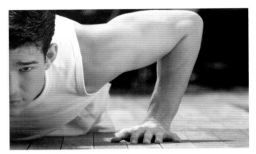

帕特里克，26岁

帕特里克曾在一次摩托车事故中导致全身多处骨折，事故严重损害了其身体的功能并导致其身体持续性疼痛。在康复中心，帕特里克意识到"做与不做"关键在于自己的决心和毅力。医生针对他的病情给了他一个医疗建议，通过锻炼来保持自己机体功能。自从他出院后，帕特里克给自己制定了一个"处方"——每周4次去健身房。他不是要把自己锻炼成最强壮的人或马拉松运动员，而是要保持目前原状，保持自己的精神振奋，特别是限制疼痛对其影响，否则疼痛会变得更加剧烈，阻止其做自己想做的事情。他注意到当自己削减了训练量之后，自己明显感觉疼痛症状加重，感觉浑身没有力气，疲劳感更加明显。

加重的有效途径。这些食物还是常常被忽视，但它们是保持身体健康所必不可少的，应该在每个人的饮食中占据一席之地，特别是那些慢性疼痛患者。

欧米伽 3，脂肪中的老大 欧米伽3脂肪酸是不饱和脂肪，在许多细胞中发挥作用，尤其是炎症和免疫反应细胞。欧米伽-3脂肪酸的主要来源于一些富含脂肪的鱼类（鲑鱼、沙丁鱼、马鲛鱼），以及某些植物特别是亚麻的种子，在我们的饮食中定期（每周 1 次或 2 次）食用这些食物是增强欧米伽3脂肪酸对我们机体作用的一种简单有效的方法。

打倒垃圾食品！ 过度加工的食品富含大量的糖、脂肪、精面粉和盐。这些垃圾食品非常不利于我们的健康，其可以阻止我们细胞正常的运转。例如，过多的糖和精制面粉会引起明显的血糖波动。随着时间的推移，其可以创建一个系统性的炎症微环境，进而对疼痛患者产生不良影响。食用这些高糖高脂肪的食物也会使我们过多的吸收卡路里，增加超重和肥胖的风险；反过来，超重也会导致各种慢性疼痛加重

（骨关节炎，关节炎，腕管综合征）。

注意 注意食物对身体的影响是非常重要的，即使是那些认为对健康有益的食物。例如，药物会对排便习惯有负面影响，并在消化一些食物时产生不良的副作用。

如何才有一个好睡眠

· 睡前至少留出1个小时来放松

· 只有在你感觉有困意的时候才上床，每天不要躺在床上太久。

· 如果你无法入睡，那你就起来并离开卧室。

· 将自己白天休息的时间限制在20~30分钟内。

· 睡在平整的床垫上是获得良好的夜间休息的最好途径。不要睡在沙发或椅子上太长时间，因为其将会对你的睡眠产生不良影响。

· 晚上休息，白天工作。确保不要将睡眠时间放在白天。如果出现那种情况，那你就找找原因并试着找到一个解决方案。

简单生活 疼痛导致的身体限制是保持良好饮食习惯的主要障碍，但许多策略可以让你绕开这些限制：提前准备一些健康的小零食以备饥饿之需，准备足量的饭菜并将其冷冻起来，当你剧烈疼痛时可以不用做饭直接食用。这真的值得发挥你丰富的想象力，因为我们所做的所有事情，良好的饮食习惯对慢性疼痛患者生活质量可以产生积极的影响。

睡个好觉 从生理和心理的角度来讲，睡眠在感知疼痛上发挥着关键的作用。确保你有一个良好的睡眠习惯。

保持社交 为了对抗自己的孤独感和建立和谐的人际关系，疼痛患者需要与朋友、家人以及周围的人进行正常的沟通。我们首先是社会的一员，需要面对的最简单的现实就是要与周围的人见面、交流，我们从中可以获得快乐以及疼痛之外的一些思考。

成功地维持这个社交网络需要患者及其亲近的人共同参与。一些患者发现寻求帮助非常困难，这种障碍导致建立相互信任的人际关系相当困难。学会索求和接受非常重要，同样保持你

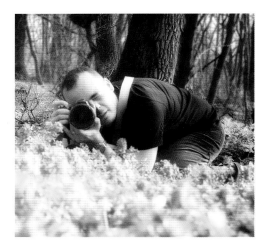

马克，36岁

多发性硬化症导致马克无法像以前那样活跃，它造成阶段性疼痛和重症肌无力，他不得不重新安排自己的日常工作。马克是一个优秀的自行车车手，他大部分的休闲活动都是围绕着自行车进行的，如今他已经有好几年没有参加这种活动了。然而，尽管他认为将不会有任何爱好，但他却发现了另一个爱好：摄影。曾经除了骑自行车什么都不感兴趣的马克，如今却已接受现实并用其他爱好打开自己的心扉，最终找到了自己一个新的爱好。马克选择了改变自己，现在他早已乐在其中！

的付出与收获之间的平衡也是非常重要的。给予意味着给予不同的人不同的需要，即使痛苦也减少了我们的能力，我们仍然可以充分利用我们的优势和知识，给予爱、时间、倾听和帮助。

重要的是，朋友和家人要避免对疼痛患者的过度保护，而不是不断努力为我们所爱的人做所有事以弥补我们自身的无助感。因为这种境况阻止疼痛患者从生理和心理上采取一些对提高他们生活质量至关重要的措施。

休闲娱乐

如果你无法再享受以前的休闲活动带来的乐趣，那你必须寻找一个新的休闲活动。乐趣是平衡生活的关键。快乐可以在日常琐事中发现：比如读一本你期待已久的书，品尝自己喜爱的食物，观看电视节目，同某人交谈。最重要的是，快乐必须与目前的状况密切相关。

• 放手

对慢性疼痛患者来说，长期生活在慢性疼痛中对其生理和心理都是严峻的考验。机体与大脑之间的密切关系对一个人的情绪和认知平衡都会产生严重的影响。我们常常注意到，身体似乎存在一种高度警觉，不断观察着周围的任何异常和疼痛的强度，担心出现任何可能导致疼痛加重的情况。总之，整个人在疼痛中不停地游荡，无法从中摆脱并释放其压在身上的压力。

腹式呼吸、各种放松技巧、自我催眠或催眠术可以给你控制身体感觉，可以舒缓你的焦虑或愤怒等情绪，可以减轻你的疼痛。科学研究已经表明，这些自我调节术早在几千年前的古代文明社会就开始应用，其可以有效缓解身体的紧张焦虑，放松身体并重新恢复身体平衡。结果，这些调节术也可以获得内心的平静和新的幸福感。

但那些自我调节术不是魔术，你也不能指望通过它们让疼痛立刻消失，或者让幸福感持续性存在。类似于所有的疼痛管理策略，你必须将放松术纳入你日常生活并且要有规律地进行练习，那样你才能够真正从中获益和缩短剧烈疼痛的时间。大多数人通过练习这些技术中一个或几个都可以得到显著效果，即使那些开始有所怀疑的人们也不例外。通过这些调节术仿佛可以让你的时间停止，可以让你清除自己思想上的污垢，让你专注于此时此刻。这些调节术永远不能替代药物或其他治疗，但它们可以扩大其他治疗方法的效果进而起到补充作用。下面让我们仔细看一看腹式呼吸和催眠术。

腹式呼吸

虽然腹式呼吸很简单，但它是所有放松术的基础。所谓腹式呼吸其实就是我们在深度睡眠或放松时的正常呼吸，通过腹式呼吸可以将氧气输送到全身各处。相反，当我们经历强烈的情绪或压力，或采取不正确的姿势，呼吸变得越来越浅，慢慢导致胸腔氧气吸入与二氧化碳排除之间失衡。从中期来看，这种呼吸可以造成额外的肌肉紧张，使我们感觉胸部有负重感，有时甚者感觉疼痛。缓慢、深度、规律的腹式呼吸不仅可以消除这些感觉，而且可以消除身体的紧张和焦虑，从而重新建立机体的和谐状态（图6-5）。

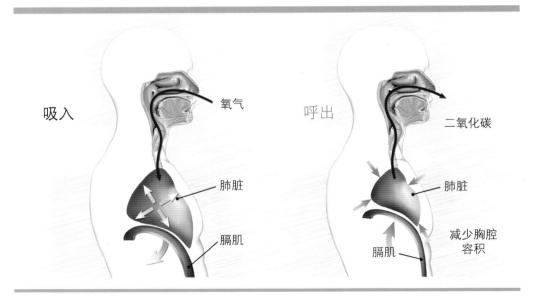

图6-5　呼吸

学习腹式呼吸和放松

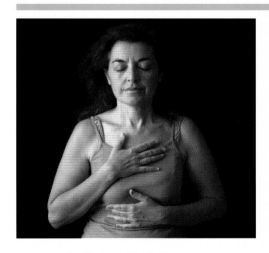

·评估自己的呼吸

第一步

1分钟内你的呼吸频率是多少？

（1次呼吸包括1次呼气和吸气）

第二步

呼吸时身体移动最大的部位是哪里？找出来，将自己的手放在胸部或腹部相关部位

☐ 腹部

☐ 胸部

·腹式呼吸

腹式呼吸可以放松位于肋下膈膜部位肌肉。这些部位的肌肉可以缓解压力症状，防止疼痛症状加重。

·技巧尝试

一只手放在自己的腹部，另一只放在胸部。如果你胸部扩张比你腹部大，那你就要试着通过施加轻微的压力来改变它。

吸气时自己慢慢从1数到3，呼气时重复着"放松"或其他你认为可以让自己放松的话。总之，1次呼气和吸气必须要6秒钟。那样你就可以在1分钟之内进行10次呼吸。

正常呼吸频率是10~14次/分（呼气和吸气）。

起初，在你平静的时候每日尝试练习2次，每次大约练习5分钟。之后，你就可以在感觉到紧张和剧烈疼痛的时候去使用这一调节术。

当你需要恢复自己的平衡和放松的时候，你就可以在你喜欢的任何地方进行这种练习。

催眠

催眠术早在很多世纪以前就开始运用。在古希腊，催眠师运用催眠术治疗疾病。在十九世纪，外科医生James Esdaile进行了多次催眠状态下患者的手术。我们对催眠术并不陌生，催眠术由Franz-Anton Mesmer博士命名，他主要通过在与患者谈话的过程中给予一些建议将其催眠。自从发现麻醉剂之后，这一技术就很少应用。据说，近年来人们将催眠看作是一种自然状态下导致意识状态的改变，可以有效用于治疗。在这种状态下患者可以完全控制自己并专注于自己的任务，同时完全无视周围的环境（表6-4）。

在这种意识状态下，人既没有入睡也没有完全清醒。此时，他们可以完全控制自己，意识到处于自愿状态可以使人感觉良好。在这种状态下，他们更容易接受建议（通常情况下），能够修改

表6-4 催眠：问题和答案

经常被问及的问题	答案
催眠对我有什么用处？	催眠可以让你把自己的问题放在一边，重新恢复自己对生活的控制。放在一边并不意味着脱离现实，而是意味着将自己的精力放在更需要的地方。
催眠术真的能治好我的疼痛吗？	这种技术并不旨在治愈疼痛，而是为了促进疼痛缓解，提供一个更好管理机体张力和情绪的工具。
催眠状态下可以让自己做自己不喜欢的事情吗？	在催眠状态下，你不会做任何你不想做的事情。
催眠师会控制我的大脑吗？	催眠师无法控制任何被催眠的人：催眠师只是使用技巧通过建议和引导使患者感觉好些。患者始终能控制自己，并能决定自己是否接受这些建议。
什么样的人可以被催眠？	有些人可以很容易的被催眠，而有些人却很难被催眠。但每个人都可以从中获益。
这与舞台催眠有何不同？	舞台催眠仅仅是为了娱乐，经常只选择那些容易被催眠的人（当然这也不是绝对的）。

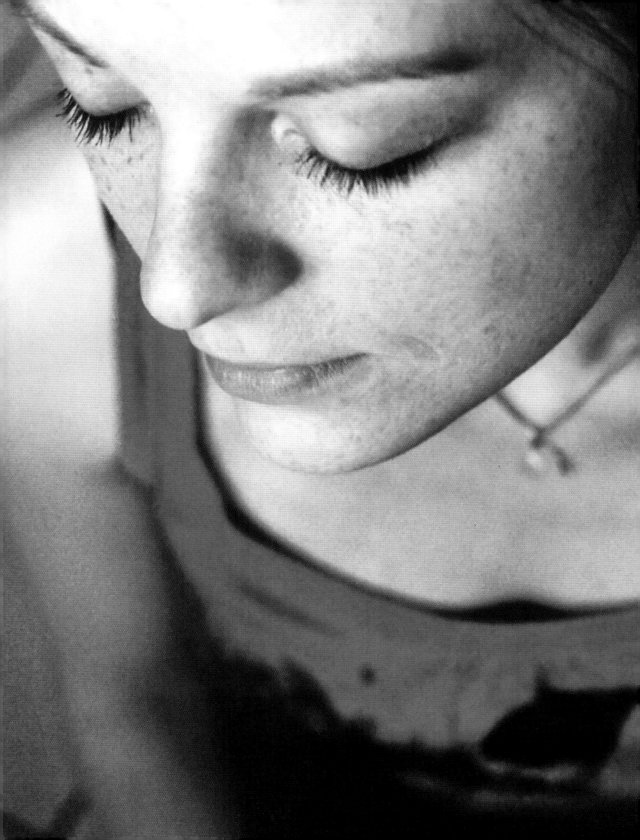

自己的某些感知和记忆，并可控制自己不自主的运动。在催眠状态下，被催眠的人仍然对自己完全负责。其他人（催眠师）没有任何办法能够完全控制他们。在催眠状态下所做的任何事情都是自愿的。是人自身集中精力，想象着跟随建议指示，达到催眠状态。在催眠状态下的人完全抛开自己遵从催眠师的建议。"抛开"的概念是核心，因为人们只有不再固执己见，不断修正自己的内心信念，这样才能享受其带来的好处。

例如，那些患有慢性疼痛好多月的患者可能采取草率的态度，时刻保持警惕以免再受伤害。这使他们进入一种机体紧张状态，强迫自己控制身边的一切，以免受伤。这种完全控制自己的想法与放松、休息、放手的想法完全背道而驰。因此，这些人需要学会放松，减少对外界事物重要性的关注，增加对自己内心思想的关注，并慢慢去发展培育它，探索任何可能让自己感觉更好的方法，从长远角度也可以减轻疼痛。在催眠状态

伊莎贝尔，41岁

伊莎贝尔腰背部肌肉疼痛强度一直在5~7之间不等。她一直接受很好的医疗监测和服用适当的药物，而且她还根据自己的能力进行体育锻炼。然而，一有工作压力时，她注意到自己的疼痛程度就会加重而且越来越难以控制。这对她的每一天都产生了负面影响，让她感觉自己变得很疲劳、易怒、沮丧。伊莎贝尔选择尝试一种自我催眠，让自己进入状态，可以放松肌肉，腾空自己的思想，专注于目前的时刻。通过这种方式，她成功抵消了压力对她的身体和疼痛的影响，得到片刻的轻松，同时阻止了自己疼痛的加重。因为她每天都进行这种调节术的锻炼，伊莎贝尔知道如何在疼痛加重或面临较大压力时使用这种调节术。她发现这种治疗手段可以有效地控制疼痛，并且和其他治疗策略互补。

下，人们可以学习如何面对他们的疼痛，反思自己为什么会有疼痛，疼痛是否真的难以忍受。人们可以通过形象的东西来描述自己的疼痛，给他们一个具体形状或颜色的图形，然后让他们根据自己的愿望去修改。例如，神经性疼痛引起的局部烧灼感，可以通过想象降温来减轻自己的烧灼感，或想象自己进入一个冬天寒冷的环境也可以有效缓解自己的疼痛。在催眠状态下，你可以改变或调节自己的感觉、意识、思想或行为。

许多科学研究证实催眠可以有效减轻慢性疼痛。1997年，彼埃尔·兰维尔和他的同事利用脑成像说明通过催眠暗示可以对大脑参与感知的部位产生积极影响。玛丽-伊丽莎白·菲蒙维尔博士通过脑成像技术研究催眠现象。在比利时列日，她将催眠术镇静运用于临床手术之中。自1992年以来，她已经用催眠术结合局部麻醉对患者实施超过6 000次的各种大、小手术。菲蒙维尔博士认为，这种方法可以让患者感觉更舒服，术后恢复更好，减少疲劳，并且能够让患者尽可能地参与其中，也间接证明了催眠在医疗方面的重要性。

有规律地锻炼、休息、放松、自我控制和放手等调节术不仅可以有效减轻身体的紧张和压力，而且可以有效缓解疼痛。它们不仅可以对心理、生理和医学治疗起到补充作用，而且有时也可以惊奇地提高患者的幸福感。既然它们可以有效缓解疼痛，那么它们就应该成为疼痛治疗方案的一部分。

小结

- 心理治疗的重点是调整我们的思维，帮助我们认识自我，并告诉我们为了让自己感觉如何更好改善自己的情绪。

- 改变你的思维方式意味着你不仅要积极参加对疼痛的治疗，而且要积极参与到自己的生活中去，尽管有时你感觉很疼痛。

- 实践证明：练习腹式呼吸和催眠术是有效治疗慢性疼痛整体策略的一部分。

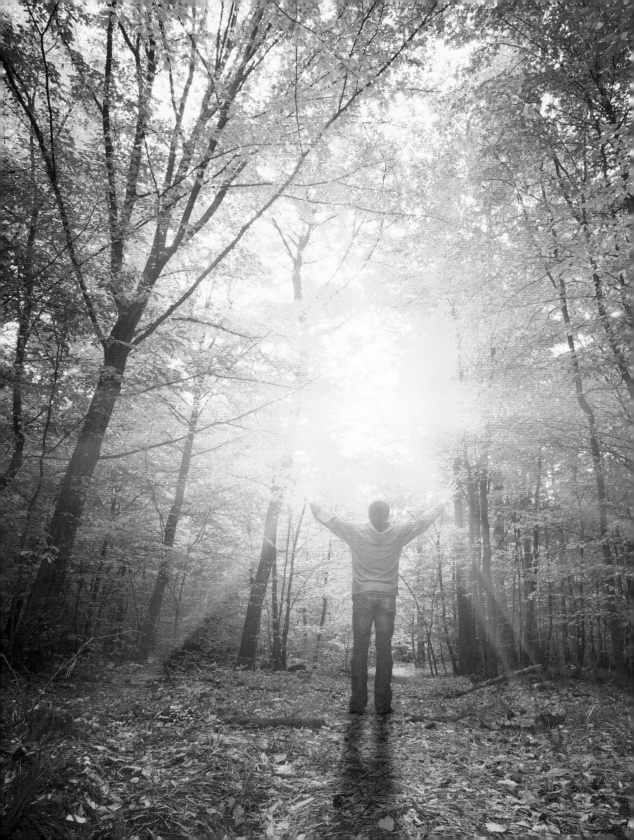

培养伟大的幸福感

如果疼痛变得更加剧烈让你不得不经历一个困难时期，那么总有一些简单明了的方式阻止你因此而气馁。

保持冷静。忧虑和想象最坏打算对自己目前的处境没有任何帮助。实际上，它们反而会对机体承受压力的能力产生负面影响。它会增加你的疼痛，阻止你头脑清醒，妨碍你找到一个最佳的解决方案。

意识到可供自己使用的技术和策略。即使你遭受的痛苦变得非常激烈并且你使用的一些技术似乎没有什么作用

了，那你也不要气馁。因为这些技术仍然是有用的，至少你不会失去使用它们的能力；只是目前使用它们来控制你的疼痛比较困难。当疼痛重新回到原来的强度时，它们将再次显示它们的效果。如果你所使用的一些技术在通常状况下是更有效的，那么它们在更困难的时刻可能更有用。

使用放松的策略。平时你使用的这些技术越多，疼痛降临时它就越有作用。不要忘记让自己停下手中的工作，锻炼一下腹式呼吸，这样你就可以给你

自己身体一个信息——你现在完全掌握着自己。

找自己的朋友和家人倾诉。亲近的人会对你很有帮助，因为他们和你在一起生活或经常花时间和你在一起。你有权寻求他们的帮助让你做事情更容易些。如果他们知道你身体的状况，他们会帮助你寻找更好的方法来控制你的疼痛。因此，尽可能地与他们保持联系，因为他们在任何情况下都会向你提供一些帮助。

寻找有趣的事情做。回想以前一些愉快的活动是一种强大的止痛药。根据自己目前的处境让自己尽可能的忙碌起来，尽量让自己在活动中保持主动，但如果疼痛是非常激烈并且大大限制了你的活动的时候，那你就可以选择一些被动的娱乐方式，比如看电影或电视节目。这时你也要与你的医生讨论并重新评估一下目前的用药是否合适。随着时间的推移，当药物对疼痛没什么治疗效果时，疼痛就会变得更加难以控制。这时医生要评估你的疼痛并考虑是否有其他的因素（疾病、应激、抑郁）影响你服药的效果。这种与自己的医生一起审

视自己疼痛的方式可以在制订新的治疗计划时起到很大帮助。

制定一个列表。提前做好计划非常重要，因为在你最困难的时候，你很难进行清晰的思考。列出任何可能对你有帮助的事情，它们将在你最困难的时候给你莫大的帮助。例如，你可以列出在不同的疼痛强度下可以进行的活动，可以联系能帮助你的人们，或者一些其他有效娱乐自己的策略。

保持积极。即使在强烈疼痛的时候，我们也要尽可能地保持积极，记住这一点对我们来说非常重要；即使你不如以前能够走那么远或那么快，你也要尽量保持步行优先。最重要的是，这样可以让你的身体保持活动，而且不会让疼痛接管你的一切。

调控自己的情绪。当我们遭受的疼痛变得更加剧烈和难以控制时，我们感到沮丧、气馁或生气是非常正常的。但如果你一直保持那种状态超过1个小时，情况会变得更加糟糕。如果你觉得失去对自己疼痛的控制，而且还失去了对自己情绪和精神状态的控制，那么你就要告诉你的爱人或医生，或者去

看心理专家，他们可以帮助你重新控制自己。

自我心理准备。艰难的时刻会再次出现，这也是完全正常的。引起疼痛的原因变化莫测，有些原因已经被人们所知晓，而有些却至今无法知晓。对此，我们自己要树立起自信心，充分利用可以得到的所有资源，别让疼痛接管你的一切，即使你正在遭受疼痛的困扰。如果疼痛症状变得更加糟糕，你首先要妥善处理好它，并要利用自己的方式与其抗争，进而慢慢控制它，或者简单地与它共存。

加入一个支持小组。慢性疼痛是一种孤独的折磨，如果类似患者能够分享他们自己的一些经验和教训，那么患者将会感到很欣慰。

获取信息

魁北克省是疼痛研究人员的家园，他们在疼痛治疗和如何提高疼痛患者生活质量方面的研究成果举世瞩目，被公认为是世界疼痛研究的领导者。

2004年，一些疼痛患者和健康保健人员创立了aqdc魁北克慢性疼痛协会，目前该协会已经拥有超过7000名会员。任何人加入该协会都不用缴纳会员费。该协会成立的初衷很简单，即提高疼痛患者的生活质量，鼓励疼痛患者交互和共享各种信息。几年前，该协会成立了一个网站，开始提供各种关于疼痛有针对性的信息和相关的活动。协会的会员越多，获得各种资源的力量就越大，慢性疼痛就越容易引起注意

ACCORD项目（Application concertee des connaissances et ressources endouleur）是疼痛患者、临床医生、研究人员、公共卫生人员共同合作的平台，旨在提高患者的生活质量。该项目的目标是提高对疼痛的认识，给予疼痛患者尽可能的关怀，提供给那些疼痛患者必要的技能培训，引导家庭及大众共同关注这个共同健康问题。每年都要在广大市民中举行疼痛意识日活动。

最近，一些其他的协会也提供了许多服务，旨在帮助慢性疼痛患者。

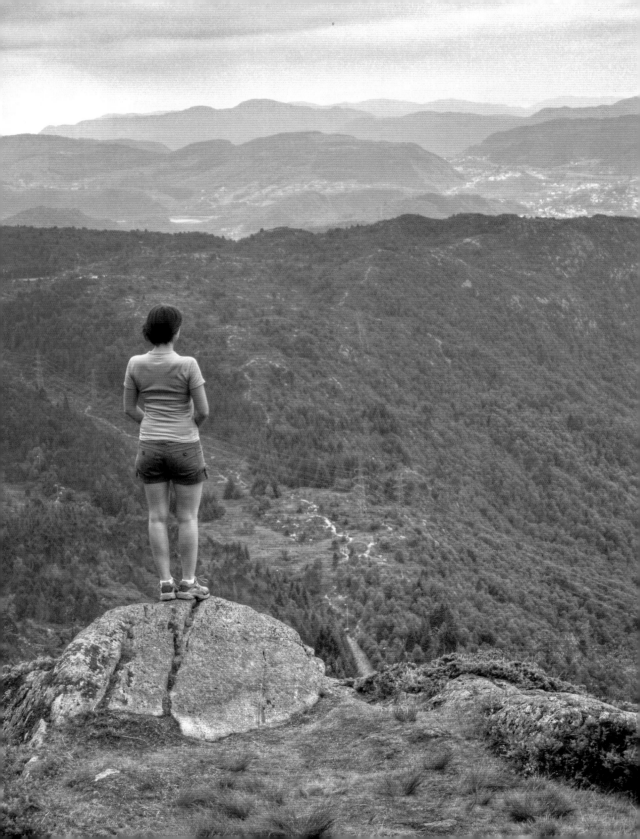

结　　论

学习不同的生活

我们的身体是我们的花园，而我们是园丁。

威廉·莎士比亚《奥赛罗》

对幸福的追求是人类灵魂的一个基本特征，驱使我们克服生活中的许多考验。

虽然我们每个人都有这种应对逆境的能力，即"兵来将挡，水来土掩"，但这并不意味着这种能力会自动出现；如果我们不投入大量的精力和强烈提高自己的愿望，我们是不会获得满足感和幸福感的。生活中，许多残酷的事情往往在没有任何警示下出现，并且严重打乱我们的生活，面对生活的不公，我们应利用所有可能的资源来重新控制自己并发现新的幸福。

能够整合资源对慢性疼痛患者来说尤其重要。正如我们在本书中所看到的，长期生活在疼痛中是一项艰巨的考验，这不仅因为疼痛对我们身体上的限制，而且因为它影响到我们整个人并且严重扰乱了生活的各个领域。一般来说，慢性疼痛是我们面临的最大挑战，因为我们既不能将其治愈也不能完全将其缓解。面对这样一个重大的挑战，患者首先必须依靠自己，利用他们所有的个人资源，成功地适应他们的新情况，找到新的生活乐趣。面对慢性疼痛就是面对自己。它意味着尽管自己正在遭受疼痛的重压，但我们依旧控制着自己的生活和身体。

虽然我们无法治愈慢性疼痛，但我们仍然可以"思考"这种疾病，通过不断提高治疗技术和内心修养来不断改进治疗方式，进而减少疼痛的强度和其对日常生活的负面影响。即使医疗干预没有产生所希望的结果，人们应对慢性疼痛并不是像他们想的那样无能为力，这是一个非常重要的概念。正如我们在本书中讨论的，有大量的技术和策略，可以帮助我们缓解疼痛、适应疼痛和提高我们的生活质量。我们不应将这些技术视为奇迹的配方，为了更好地生活我们也不必生搬硬套这些技术和策略。这些都是一般性原则，我们应该根据自己的经验、性格和所面对的挑战灵活运用。生活中，最重要的是我们要打开自己的心扉面对这一系列的疼痛问题，接受其将成为我们生活一部分的现实，但要告诉自己，疼痛不是生活的主题并且还没有对我们的机体产生损害。

作为慢性疼痛患者，你必须成为自己的疼痛专家，因为只有自己比其他任何人都更了解自己的感受和如何运用有效的方式来处理自己的疼痛。首先，你要找到你自己的激励因素，我们每个人的激励因素都是独一无二的。对有些人来说，对孩子和配偶的爱是他们主要的激励因素；而对于其他人来说，他们的激励因素可能是重新回到原来的工作岗位或改变自己的职业生涯并创造一个新的成就。当然，这也需要改变生活习惯，重新审视自己的思想，确保其可以提高自己的身心健康。

对于慢性疼痛患者来说，成功克服这一挑战是一件值得骄傲的事情，因为它不仅可以提高患者的生活质量，而且可以让患者坚信自己拥有的资源足以应对疼痛。对他们来说，这种转换是不同寻常的，有的人甚至感觉自己的生活焕然一新，首先考虑的问题不再是疼痛而是如何让自己的身体感觉更好，让自己的情绪更加稳定。因此，这样也可能在疼痛中找到生活的意义，不再仅仅从负面的角度看待自己的处境，而且将自己目前的处境看作很有建设性的挑战，可以让我们充分地展现自己，进而增强与周围环境的关系。这些成就我们每个人都能实现。

我们相信，与其消极面对疼痛，等待医学奇迹将所有的疼痛消除，倒不如积极面对，采取坚决的态度，充分运用包括生理和心理等各种治疗方式，这样或许可以帮助我们更好地掌握疼痛，更好地控制疼痛对我们日常生活的影响。如同应对生活中的所有困难，应对这一挑战最强大的武器仍旧是我们自己，虽然其仍旧在不可抗拒地影响着我们的生活，但我们拥有适应最糟糕事件的惊人能力，并成为最后胜利者。总之，战胜疼痛是我们人类共同的心声。

关于作者

玛丽乔斯·里瓦德是魁北克蒙特利尔大学健康心理学博士。她的毕业论文是在蒙特利尔心脏研究所完成的，论文主题就是如何处理各种心脏病患者的心理问题。如今，作为一个专门从事疼痛管理的临床心理学家，她拥有8年的工作经验。2000年，她进入了艾伦爱德华兹疼痛管理小组，该管理小组隶属于蒙特利尔总医院麦克吉尔大学健康中心。

作为卫生专业人员组成的多学科小组中的一名成员，她要面对各种年龄段的疼痛患者进行工作，其主要工作就是帮助患者减轻他们的疼痛。在此背景下，里瓦德博士对心理学研究生和精神病学及医学住院实习医师进行督导，在魁北克多所大学教授疼痛管理，并为公众和医疗保健专业人员做公共演讲。

玛丽乔斯·里瓦德已在魁北克疼痛学会工作好几年了，并且是该学会2013~2016年度的主席。这个组织汇集了来自各个领域对慢性疼痛感兴趣的专业人员，其任务就是鼓励继续教育和促进跨学科治疗患者。

作为加拿大疼痛学会、Societe

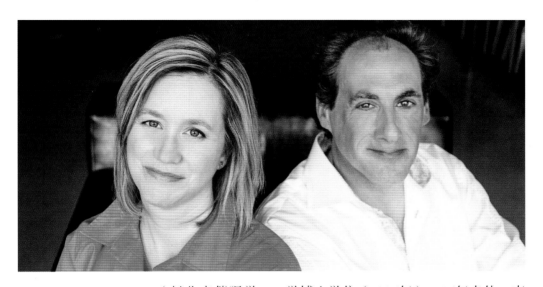

quebecoise d'hypnose（魁北克催眠学会）和国际疼痛研究学会（IASP）的成员，里瓦德博士也担任了ACCORD项目（该项目旨在向大众解释慢性疼痛这一敏感性问题以及纠正人们对慢性疼痛的一些误解）教育委员会委员。她与其他人一起出版了多种以疼痛为主题的著作，并在魁北克举办了多次关于如何控制疼痛的讨论会。

丹尼斯·金格拉斯在童年的时候就对科学和文学两个领域有很大的兴趣，成年后在这两大领域已经工作好几年的丹尼斯·金格拉斯拥有蒙特利尔大学的生理学博士学位（1993年）和麦吉尔大学博士学位（1996年），15年来他一直在圣贾斯汀医院从事肿瘤血液学的研究。在此期间，受到植物抗癌的研究启发，他与贝利沃合作写了一本食物抗癌的著作（Trecarre，2005年）。这本书在魁北克省正式出版，并翻译成25种语言，该书在通过改变自己的饮食和生活习惯、预防癌症和慢性疼痛方面起到了革命性的作用。此后，他又先后写作了《烹饪技巧与抗癌》（2006年）、《合理膳食、健康生活》（2008年，这本书被称为是最佳健康生活指南），金格拉斯博士还花费了自己大量的时间写出了一本科普读物《显著死亡》，该书在2010年已由Trecarre出版社出版。

了解更多

第一章　疼痛问题

Melzack R. 1984. The Myth of Painless Childbirth. The John J. Bonica Lecture. Pain 19: 321–337.

Schopflocher D, Taenzer P, Jovey R. 2011. The prevalence of chronic pain in Canada Pain Research and Management 1 6 no. 6: 445–450.

Boulanger A, Clark AJ, Squire P, et al. 2007. Chronic pain in Canada: Have we improved our management of chronic noncancer pain? Pain Research and Management 12, no. 12: 39–47.

Ramage-Morin L, Gilmour H. 2010. Chronic pain at ages 12 to 44. Statistics Canada, Health Reports 21 , no. 4: 1 –9.

Gaumont l, Marchand S. 2006. La douleur est-elle sexiste? Mecanismes endogenes et hormones sexuelles. Medicine/Sciences 22: 1011–1012.

Pain Proposal: Improving the Current and Future Management of Chronic Pain – A European Consensus Report. 2010.

Nguyen C, Poiraudeau S, Revel M, et al. 2009. Lombalgie chronique: facteurs de passage a la chronicite. Revue du Rhumatisme 76: 537–542.

Public Health Agency of Canada. 2010. Life with arthritis in Canada: A personal and public health challenge.

Wolfe FD, Clauw J, Fitzcharles M, et al. 2010. The American College of Rheumatology Preliminary Diagnostic Criteria for Fibromyalgia and Measurement of Symptom Severity. Arthritis Care & Research 62, no. 5: 600–610.

Staud R, Mease J, Williams DA. 2009. Expert Panel Supplement: Fibromyalgia Facts:Foundations for Assessment, Care, and Treatment Strategies. The International Journal of Neuropsychiatric Medicine 14, no. 12, suppl.16.

Statistics Canada. 2007–2008. Canadian Community Health Survey: Public Use Microdata File Canadian Pain Coalition and the Canadian Pain Society/La Societe Canadienne de la Douleur 2011 . Pain In Canada Fact Sheet.

Thomas A, Andrianne R. 2004. *Douleur paroxistiques lombaires: la colique nephretique Revue Medicale de Liege* 59, no. 4: 215–220.

International Association for the Study of Pain. 2011. Global Year Against Headache: Trigemino-Autonomic Headaches. Fishman, Scott M., M.D., Jane C. Ballantyne, M.D., F.R.C.A., and James P. Rathmell, M.Deds. 2010. Bonica 's Management of Pain. 4th Edition. Philadelphia: Wolters Kluwer/Lippincott and Williams & Wilkins. Public Health Agency of Canada. 2010. Life with arthritis in Canada: A personal and public health challenge.

International Association for the Study of Pain. 2010. Pain Clinical Updates: Diagnosis and Classification of Neuropathic Pain 18, no. 7: 6.

Minor JS, Epstein JB. 2011. Burning mouth syndrome and secondary oral burning Otolaryngologic Clinics of North America 44: 205–219.

Luckhaupt S, Dahlhamer JM, Ward BW, et al. 2012. Prevalence and work–relatedness of carpal tunnel syndrome in the working population, United States, 2010 National Health Interview Survey. American Journal of Industrial Medicine 4 (April 11).

Schmader KE. 2002. Epidemiology and Impact on Quality of Life of Postherpetic Neuralgia and Painful Diabetic Neuropathy. The Clinical Journal of Pain 18: 350–354.

Portenoy RK. 2011. Treatment of cancer pain. The Lancet 377, no. 9784: 2236–2247.

Elbert T. 2012. Pain from brain: can we remodel neural circuitry that generates phantom limb pain and other forms of neuropathic pain? Neuroscience Letters 507: 95–96.

International Association for the Study of Pain. 2011. Global Year Against Headache: Tension-Type Headache.

International Association for the Study of Pain. 2011 . Global Year Against Headache: Migraine.

International Association for the Study of Pain. 2011. Global Year Against Headache Epidemiology of Headache.

International Association for the Study of Pain. 2005. Pain Clinical Updates: Visceral Pain 13 no. 6.

第二章　放大镜下的疼痛

Beecher H. 1946. Pain in men wounded in battle. Annals of Surgery 123, no. 1: 96–105

Melzack R, Wall P. 1965. Pain Mechanisms: A New Theory. Science 150, no. 3699: 971–979.

Dehen H. 1983. Lexique de la douleur. La Presse Medicale 12: 1459–1460. French translation of list of pain terms. International Association for the Study of Pain. Merskey et al. 1979 Pain 6: 249–252.

Marchand S. 2009. Le Phenomene de la douleur. 2r'd Edition. : Montreal: Editions Cheneliere Education.

McGill University. The brain from top to bottom. http://thebrain.mcgill.ca/ (accessed March 31,2012).

Kuner R. 2010. Central Mechanism of Pathological Pain. Nature Medicine 16, no. 11 : 1258–1266.

Bar–On E, Weigl D, Parvari R, et al. Steinberg. 2002. Congenital insensitivity to pain. The Journal of Bone and Joint Surgery 84–b, no. 2: 252–257.

Basbaum Al, Julius D. 2006. Toward Better Pain Control. Scientific American: 60–67.

第三章　生活的巨大变化

Lautenbacher S, Kundermann B, Krieg JC. 2006. Sleep deprivation and pain perception Sleep Medicine Reviews 10: 357–369.

Lavigne G, Sessle BJ, Choiniere M, et al. 2007. Sleep and Pain. Seattle International Association for the Study of Pain Books.

Lavigne G, Nashed A, Manzini C, et al. 2011. Does

Sleep Differ Among Patients.With Common Musculoskeletal Pain Disorders? Current Rheumatological Reports 13:535–542.

Bell RF, Borzan J, Kalso E, et al. 2012. Food, pain and drugs: Does it matter what pain patients eat? In Pain (forthcoming).

第四章　当情绪参与其中

Roy M, Piche M, Chen Jl, et al. 2009. Cerebral and spinal modulation of pain by emotions. Proceedings of the National Academy of the Sciences USA 106, no. 49: 20900–20905.

DSM–IV–TR. 2002. Cas cliniques: manuel diagnostique et statistique des troubles mentaux. (French version of DSM–IV–TR Casebook: A Learning Companion to the Diagnostic and Statistical Manual of Mental Disorders, published in 2002 by The American Psychiatric Association). Paris: Elsevier Masson.

Sullivan MJL, Bishop SR, Pivik J. 1995. The Pain Catastrophizing Scale Development and Validation. Psychological Assessment 7, no. 4: 524–532.

Statistics Canada. 2000–2001. Canadian Community Health Survey.

Adams H, Ellis T, Stanish WD, et al. 2007. Psychosocial Factors Related to Return to Work Following Rehabilitation of Whiplash Injury. Journal of Occupational Rehabilitation 17: 305–315.

Asmundson GJG, Katz J. 2009. Understanding the co-occurrence of anxiety disorders and chronic pain: a state of the art. Depression and Anxiety 26: 888–901.

Trost Z, Vangronsveld K, Linton SJ, et al. Sullivan. 2012. Cognitive dimension of anger in chronic pain. Pain 153: 515–517.

Beck JG, Clapp JD. 2011. A different kind of comorbidity: Understanding posttraumatic stress disorder and chronic pain. Psychological Trauma: Theory, Research, Practice and Policy 3, no. 2: 101–108.

第五章　治疗挑战——药物治疗

The Montreal Declaration: Access to pain management is a fundamental human right. 2011 Pain 152: 2373–2674.

Melzack R. 1984. Questionnaire ALGIE du Service de Psychologie de l'Hotel–Dieu de Montreal Translation by F. Viguie of the McGiH Pain Questionnaire, modified version (1983). In Melzack, R. and P. Wall. 1975. Le Defi de la douleur. 3rd Edition (1989). Paris and Montreal: Edisem–Vigot/Cheneliere and Stanke.

Chartrand MR, Courtois L, Pare J, et al. Richer, in collaboration with J.P. Dumas. 2008 Vous avez de la douleurl Glace ou chaleurl Montreal: Ordre professionnel de laphysiotherapie du Quebec.

Lussier D, Beaulieu P, Porreca F, et al. 2010. Pharmacology of Pain. Seattle International Association for the Study of Pain Press.

第六章　疼痛的自我控制

Rainville P, Ducan GH, Price DD, et al. 1997. Pain Affect Encoded in Human Anterior Cingulate but not Somatosensory Cortex. Science 277: 968–971.

Faymonville ME, Joris J, Lamy M, et al. 2005. Hypnose: des bases neurophysiologiques a la pratique clinique. Conferences d'actualisation: 59–69.

Nicholas M. 2007. The Pain Self–Efficacy Questionnaire. European Journal of Pain 11: 153–163.

Morin, Charles M. 1997. Vaincre les ennemis du sommeil. Montreal: Editions de l'Homme.

Bourassa, M., H. Golan, and C. Leclerc. 1999. L'hypnose en medecine, medecine dentaire et en psychologie. Montreal: Editions Cursus Universitaire and Editions du Meridien.

图片来源

Amelie Roberge: 35, 37, 56, 58, 61, 64, 96, 105, 171

Getty Images: KATE JACOBS l Science Photo Library / Getty Images Couverture; Guido Mieth /Flickr Open l Getty Images Rabat C4; Stephen Mallon/Workbook Stock/Getty Images 14; IANHOOTON / Science Photo Library / Getty Images 17; Irene Lamprakou l Flickr / Getty Images19; Digital Vision / Getty Images 20; JFCreative/Workbook Stock/ Getty Images 24; Dennis Macdonald/Photolibrary / Getty Images 25; Fuse l Getty Images 28; Colin Hawkins / Cultura /Getty Images 33; Photodisc / Getty Images 36; Brad Wilson / Taxi / Getty Images 39; Vladimir Piskunov / Vetta l Getty Images 41; George Doyle / Stockbyte / Getty Images 42; D. Sharon Pruitt Pink Sherbet / Flickr Open l Getty Images 45; Nigel Pavitt / AWL Images l Getty Images 50; Robert Daly l Strone 54; Peter Purdy/ Hulton Archives l Getty Images 60; Adam Gault / OJO Images l Getty Images 62; Frank Hurley l Hulton Archives l Getty Images 67; Chris Rainer / Getty Images 68; Izabela Habur/ Vetta l Getty Images 70; Robert Churchill / Vetta l Getty Images 77; Jon Feingersh / The Image Bank l Getty Images 81; Timothy Shonnard / Stone l Getty Images 82; Patti McConville / The Image Bank/ Getty Images 85; Bruce Laurance l Photodisc / Getty Images 87; Stephen Carroll Photography l Flickr / Getty Images 89; Rekha Garton l Flickr / Getty Images 92;

Color Day Production l Color Day Production l Getty Images 95; Camille Tokerud l The Image Bank l Getty Images 102; Michael Prince l Stone l Getty Images 104; Boston Globe / Getty Images 109; Lauri Rotko l Folio Images l Getty Images 110; Eric Audras l PhotoAlto l Getty Images 116; Apic / Hulton Archive l Getty Images 119; BAY ISMOYO / AFP Creative l Getty Images 120; Stockbyte l Getty Images 122; Chris Whitehead / Photographer's Choice / Getty Images 127; Hitoshi Nishimura / Taxi Japan l Getty Images 129 Digital Vision / Getty Images 130; Cavan Images l The Image Bank l Getty Images 140; kang-gg / Flickr / Getty Images 144; Tim Nicholls – Round Top Photography l Flickr / Getty Images 151; WILL & DENI MCINTYRE / Photo Researchers l Getty Images 153; Deirdre Malfatto Photography l Flickr Open l Getty Images 159; Sally Anscombe l Flickr Select / Getty Images 161; Geoff Manasse l Photodisc / Getty Images 162; Daniel H. Bailey / Photolibrary / Getty Images 165; Lynn Koenig / Flickr / Getty Images 166; Glow Images l Getty Images 167; Sebastian Condrea l Flickr / Getty Images 169;⑧ Jaime Monfort / Flickr / Getty Images 172; DearCaffeine / Flickr / Getty Images 174; kryczka l Vetta l Getty Images 178; Lasse Bolstad l Flickr / Getty Images 182

Sarah Scott: Rabat Cl, 187

联系方式

玛丽乔斯·里瓦德博士

麦吉尔大学健康中心

艾伦·爱德华兹疼痛管理部

蒙特利尔总医院 E19办公室.128

雪松大道1650号

蒙特利尔，魁北克

H3G 1A4

电话: 514–934–8222